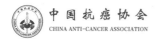

中国抗癌协会
CHINA ANTI-CANCER ASSOCIATION

胰腺保护

中国肿瘤整合诊治技术指南（CACA）

CACA TECHNICAL GUIDELINES FOR HOLISTIC INTEGRATIVE MANAGEMENT OF CANCER

2023

丛书主编：樊代明

主　编　郭晓钟　陈其奎　邹多武

　　　　孙　备　郭俊超　祝　荫

U0244985

天津出版传媒集团

天津科学技术出版社

图书在版编目(CIP)数据

胰腺保护 / 郭晓钟等主编. -- 天津:天津科学技术出版社,2023.5

("中国肿瘤整合诊治技术指南(CACA)"丛书 / 樊代明主编)

ISBN 978-7-5742-1138-4

Ⅰ.①胰… Ⅱ.①郭… Ⅲ.①肿瘤—诊疗②胰腺疾病—诊疗 Ⅳ.①R73②R576

中国国家版本馆CIP数据核字(2023)第077116号

胰腺保护
YIXIAN BAOHU

策划编辑:方　艳

责任编辑:胡艳杰

责任印制:兰　毅

出　　　版:天津出版传媒集团
　　　　　　天津科学技术出版社

地　　　址:天津市西康路35号

邮　　　编:300051

电　　　话:(022)23332695

网　　　址:www.tjkjcbs.com.cn

发　　　行:新华书店经销

印　　　刷:天津中图印刷科技有限公司

开本 787×1092　1/32　印张9.25　字数120 000

2023年5月第1版第1次印刷

定价:108.00元

编委会

丛书主编

樊代明

主　编

郭晓钟　　陈其奎　　邹多武　　孙　备　　郭俊超　　祝　荫

副主编（以姓氏拼音为序）

白飞虎　　陈　平　　高　峰　　郝建宇　　霍丽娟　　李宏宇

李建军　　刘　旭　　祁兴顺　　任　贺　　邵晓冬　　王晓艳

王学红　　吴　东　　张炳勇

编　委（以姓氏拼音为序）

曹荣蓉	崔　洁	陈　江	揣盛武	董向前	冯　吉
高　飞	高振娇	侯飞飞	侯　悦	黄会芳	何　昆
黄晓玲	寇文静	孔祥利	李成坤	李佳宁	李　娜
李希娜	李昭琪	林　浩	刘丹希	刘　芬	刘　涵
刘心娟	刘彦琦	刘自民	卢加杰	鲁天麒	吕　瑛
罗　岩	孟凡军	穆振斌	任洪波	史　强	史晓丹
邵丽春	沈利娟	滕　菲	田　宏	田　野	王冬阳
王　曼	王　然	汪　鑫	文韵玲	熊慧芳	徐建威
杨生森	于　凯	张晟瑜	张海蓉	张瑞娃	张文秀
张艳琳	张永国	张远臣	张宇飞	钟　娃	绽永华

目录 Contents

第一章

肿瘤相关胰腺损伤概述

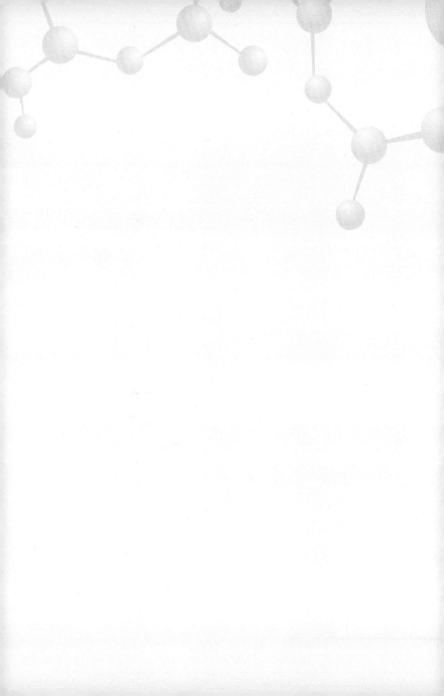

一、胰腺结构和功能

胰腺位腹膜后，从右到左横跨第一至二腰椎前方，形扁长、质地软，重66~100 g，长14~19 cm，宽3~9 cm，厚0.5~3 cm。可分头、颈、体、尾四部分，相互间无明显界限。大体形态最常见为蝌蚪形，其次为弓形，其余为S形、腊肠形、波浪形、三角形及哑铃形等。胰腺由内、外分泌两部分组成。

（一）胰腺大体解剖

1.解剖位置

胰头前后扁平，位第2腰椎水平的十二指肠C形弯曲内，上邻幽门，下邻十二指肠水平部，右邻十二指肠降部。胰头上后部有胆总管穿过，下部在肠系膜上动脉左后上方突出如钩形，称为钩突，此突左侧的凹缘称胰切迹，肠系膜上动脉位于胰切迹内，在钩突后方为腹主动脉。胰颈部连接胰头与胰体，稍缩窄、扁薄，似三角形，上邻胃幽门和十二指肠上部起始段，下缘与横结肠和小肠系膜根部相连。胰体部为胰颈部向左延续，呈三棱形，前面稍向前上方凸隆，后面平坦，接腹后壁，下面略作S状弯曲。胰体前缘有横结肠系膜根部的大部附着，前面被覆腹膜，与胃后壁相邻。胰体下面也覆有腹膜，后面毗邻腹主动脉、肠系膜上动脉、左肾上腺、左肾及其血管，紧邻脾静脉，无腹膜覆盖。胰尾部由胰体向左延伸而变细，末端圆钝，位于左肾之前，紧邻脾脏及结肠脾曲，朝左上方进入脾肾韧带基部而接触脾门。胰尾多为腹膜内位，略可翻动，是胰腺唯一可移动部分。

2.胰管

主胰管居胰腺中心，起于胰尾，贯穿胰腺全长，沿途有小叶间导管汇入，管径逐渐增粗。主胰管行至胰头，即折而向下再向右，至十二指肠降部，约85%主胰管与胆总管汇合成肝胰壶腹[乏特氏壶腹（Vaters' ampulla）]，再经肝胰壶腹括约肌（Oddi括约肌）开口于十二指肠降部主乳头。Oddi括约肌可控制和调节胆汁排泄和储存，也可防止十二指肠内容物逆流入胆总管和胰管内。

副胰管短而细，居胰头上部，走行于主胰管前上方，水平向右行进，开口于十二指肠副乳头。约61%副胰管与主胰管相通，以主胰管为主引流胰液；约20%二者互不交通，分别开口于十二指肠内侧壁；约10%副胰管较主胰管粗大，两者相互交通，以副胰管引流胰液为主；约9%副胰管粗大，并与主胰管不相通，几乎引流整个胰腺胰液；约1%无副胰管，胰液全部由主胰管引流。

3.血管及淋巴管

胰头血供以胰十二指肠上、下动脉前、后弓为主，胰颈胰体血供来自胰背动脉、胰大动脉、胰横动脉、胰尾动脉和脾动脉及其属支，胰尾血供以脾动脉为主。

胰头静脉汇入胰十二指肠上前、上后、下前、下后静脉，胰颈部静脉汇入胰上静脉和胰下静脉，胰体、尾部静脉注入脾静脉、胃网膜左静脉或脾静脉下极支。

胰小叶间结缔组织内毛细淋巴管及淋巴管极为丰富。胰腺各部集合淋巴管呈放射状汇入胰腺周围淋巴结。胰腺淋巴液大部分汇入腹腔淋巴结及肠系膜上淋巴结，小部分汇入主动脉前淋巴结及主动脉外侧淋巴结。

4.胰腺的神经

胰腺受来自内脏神经的交感神经和来自迷走神经的副交感神经双重支配。交感神经主要扩张动脉血管，也是胰腺主要痛觉纤维。副交感神经有调控胰腺毛细血管血流及内、外分泌作用。胰管上皮细胞内副交感神经可控制胰管舒张和收缩。

（二）胰腺组织结构

1.内分泌部

胰腺有170万~200万个胰岛，占胰腺组织1%~2%。胰岛集中于体、尾部，头部少，甚可缺如。胰岛细胞直径为75~500 μm，呈索带状排列，其间为毛细血管网。

胰岛细胞主要包括以下几种。

1）胰高血糖素细胞（A细胞）：位于胰岛周边及血窦周围，分泌胰高血糖素，约占胰岛细胞总数20%。

2）胰岛素细胞（B细胞）：位于胰岛中部，是胰岛主要成分，分泌胰岛素，约占胰岛细胞总数70%。

3）生长抑素细胞（D细胞）：主要分布在胰岛周边部A、B细胞之间，约占胰岛细胞总数5%，分泌生长抑素。

4）胰多肽细胞（PP细胞）：主要存在于胰岛内，有时可见于腺泡细胞之间和胰腺导管部，占胰岛细胞数不足2%，分泌胰多肽。

5）其他细胞：分泌血管活性肠肽的D1细胞主要分布于胰岛周边部，占胰岛细胞数2%~5%，分泌血管活性肠肽。胰岛内偶见分泌胰泌素的S细胞，分泌5-羟色胺的EC细胞和分泌蛙皮素的P细胞等。

2.外分泌部

主要由腺泡及导管构成，占胰腺80%~85%，腺泡是外分泌部功能单位。腺泡细胞直径为120~150 μm。相邻腺泡细胞间细胞膜接触区内有紧密连接，其下方另有中间连接，再下面为桥粒，又称黏着斑。胰腺导管主要由闰管、小叶内导管、小叶间导管和主胰管组成。

（三）胰腺生理功能

1.胰腺内分泌功能

胰腺内分泌功能主要由胰岛完成，其分泌的内分泌激素及调节机制如下。

（1）胰岛素

胰岛素可加速体内各种细胞对糖类、蛋白质、脂肪的摄入和贮存，主要靶器官是肝脏、脂肪组织和骨骼肌。具体包括如下。①对糖代谢作用：a.促进糖原合成。b.促进葡萄糖利用。c.抑制糖异生。②对脂肪代谢作用：a.促进脂肪酸合成。b.抑制脂肪分解。③对蛋白质代谢作用：a.刺激蛋白质的合成。b.增加体内蛋白质的贮存。血糖浓度增加，胰岛素分泌也增加，反之，则减少。氨基酸和脂肪酸浓度增加，胰岛素分泌也增加。胃肠激素（胃泌素、促胰液素和胆囊收缩素）可促进胰岛素分泌。生长激素、甲状腺激素和皮质醇等可间接刺激胰岛素分泌。胰岛的其他激素：胰高血糖素能直接刺激胰岛素分泌；生长抑素可抑制胰岛素分泌。交感神经和肾上腺素可通过β肾上腺素能受体刺激胰岛素分泌，通过α肾上腺素能受体抑制胰岛素分泌；迷走神经促进胰岛素分泌。食物在进入胃肠道前的头期时相可通过迷走神经刺激胰岛素的分泌，在运动、饥饿和应激时，可通过神经反射抑制胰岛素分泌。

（2）胰高血糖素

胰高血糖素可促进肝糖原分解、肝糖原异生、脂肪分解和酮体生成，最主要靶细胞是肝细胞。血糖升高时，胰高血糖素分泌减少，反之，则增加。氨基酸与葡萄糖的作用恰恰相反，可促进胰高血糖素分泌。交感神经可促进胰高血糖素分泌，而迷走神经抑制其分泌。

（3）生长抑素

生长抑素可强力抑制胰岛素及胰高血糖素分泌，并可抑制生长激素及全部消化道激素分泌、抑制消化腺外分泌及促进肠系膜血管收缩。凡能促进胰岛素分泌的因素均能促进胰岛分泌生长抑素。但D-甘油醛能刺激胰岛素分泌，而完全阻抑生长抑素释放。同时，生长抑素释放受迷走神经和肾上腺素能双重神经调控，如葡萄糖引起胰岛生长抑素释放可被去甲肾上腺素和乙酰胆碱所抑制。

（4）胰岛的其他内分泌激素

1）胰多肽（pancreatic polypeptide，PP）：生理功能不明确。进食和低血糖可刺激 PP 细胞分泌，葡萄糖和生长抑素抑制其分泌。生长抑素抑制 PP 细胞分泌。

2）胃泌素：胚胎时胰岛有分泌胃泌素的类 G 细胞，类 G 细胞可发生肿瘤，又称胃泌素瘤。胃泌素瘤可分泌大量胃泌素，致胃酸长期分泌，使胃十二指肠发生溃疡。由胃泌素瘤引起的疾病亦称 Zollinger-Ellison 综合征，又称胰源性溃疡。

2.胰腺外分泌功能

胰腺外分泌功能是分泌胰液，胰液主要由水、胰酶及电解质组成，呈碱性。每日正常人分泌胰液 750~1500 mL。

（1）胰酶

胰液中主要含有胰淀粉酶、胰脂肪酶、胰蛋白酶原和糜蛋白酶原，胰淀粉酶可水解淀粉为麦芽糖及葡萄糖，胰脂肪酶可使三酰甘油分解为脂肪酸、单酰甘油和甘油。酸和胰蛋白酶能使胰蛋白酶原活化，糜蛋白酶原可被胰蛋白酶激活为糜蛋白酶。胰蛋白酶和糜蛋白酶均能分解蛋白质，两者共同使蛋白质分解为小分子的多肽和氨基酸。糜蛋白酶还有较强凝乳作用。在非消化期间，胰液分泌很少，进食后，食物刺激胃、肠各部感受器均可引起胰液分泌参与消化。胰蛋白酶和糜蛋白酶分泌出来时均为无活性酶原形式，胰液进入十二指肠后，胰蛋白酶原被肠液中肠致活酶激活成具有活性的胰蛋白酶。

（2）胰液分泌调节

在非消化期，胰液几乎不分泌或少分泌；在进食时，胰液分泌可受神经和激素双重调节，但以激素调节为主，两者有协同作用。

1）神经调节：①头期胰液分泌：当人看到或嗅到食物时，可通过条件反射和非条件反射引起胰腺分泌，其量少而富含消化酶的液体。②胃期胰液分泌：食物进入胃后，头期的迷走-胃泌素机制继续发挥作用；食物扩张刺激胃底及胃体，兴奋迷走神经，促进胰腺分泌，或通过食物扩张胃窦部，引起窦胰反射，刺激胰腺分泌。③肠期胰液分泌：蛋白质、多肽和氨基酸等进入十二指肠均可刺激胰腺分泌胰酶；肠腔内的脂肪酸也是胰腺分泌的重要刺激物。

2）激素调节：胃肠激素占主导调节地位。①兴奋胰液分泌的激素：促胰液素、胆囊收缩素、胃泌素。②抑制胰液分泌的激素：胰高血糖素、生长抑素、胰多肽。

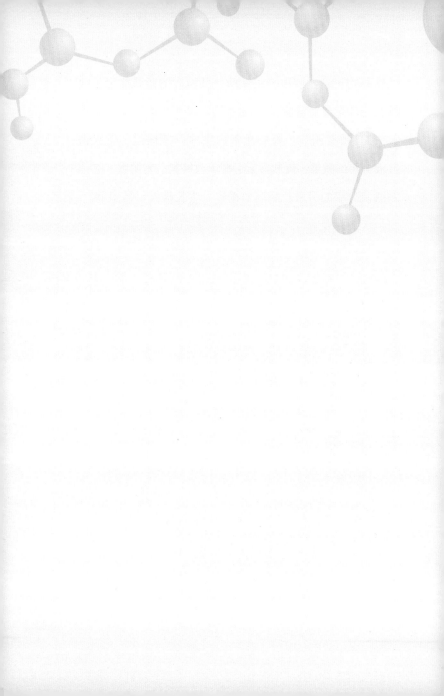

肺肿瘤相关胰腺损伤

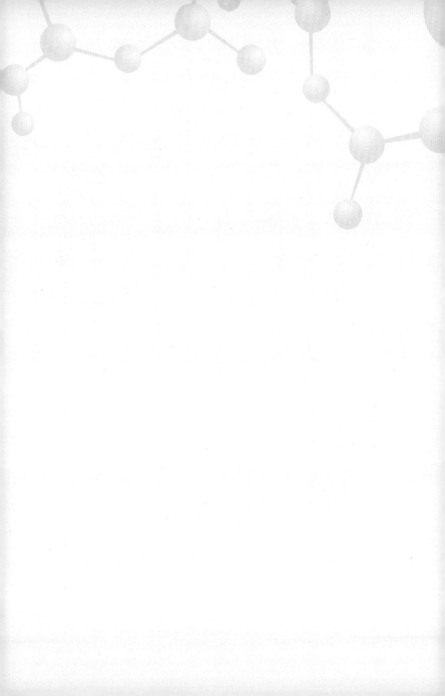

一、肺肿瘤相关胰腺损伤及机制

（一）肺肿瘤对胰腺的损伤机制

肺肿瘤是发生于人体肺部组织的肿瘤，可分为良性肿瘤和恶性肿瘤。良性肿瘤多指发生于肺部组织的良性结节，如血管瘤、错构瘤等，其生长极为缓慢，不会对周围组织形成侵犯，也不会对患者造成较大影响。恶性肿瘤多指肺癌，恶性程度高，生长和扩散速度较快，已成为恶性肿瘤中最常见的死因，不仅造成局部损伤，也造成包括胰腺在内的全身其他组织和器官的损伤。肺癌引起胰腺损伤的可能机制如下。

1）肺癌可转移至胰腺造成转移性胰腺癌，继而引起胰腺损伤。转移途径包括：淋巴转移、血行转移、局部直接蔓延和局部种植，其中血行转移较为常见，其次为淋巴转移，其他转移途径少见。

2）转移性胰腺癌或胰腺受累的肿大淋巴结机械性压迫胰管导致胰管阻塞或破裂，进而激活胰蛋白酶，出现胰腺自溶损伤。

3）肺癌侵犯或包裹胰腺血管造成胰腺血供障碍或中断并致胰腺损伤。

4）肺癌伴发的副肿瘤综合征，可通过异位促肾上腺皮质激素（adrenocorticotropic hormone，ACTH）的产生引起类固醇胰腺炎。在神经内分泌来源的肺癌类癌和小细胞肺癌（small cell lung cancer，SCLC）中约50%与异位ACTH产生相关。这种异位ACTH可刺激肾上腺皮质，通过增加胰腺分泌物黏度和延迟排空影响胰腺。随着类固醇浓度增加，胰腺酶分泌减少，局部炎症增强。

5）肺癌还可通过高钙血症引发胰腺损伤。约23%鳞癌可表现为高钙血症。高钙血症主要原因是骨转移（20%）和恶性肿瘤体液性高钙血症（hypercalcemia，HHM）（80%）。骨转移可致骨溶解和骨骼钙释放，使血钙异常升高。HHM是由原发肿瘤产生的体液因子导致，目前已知有三种HHM诱导机制。较常见的是癌细胞分泌甲状旁腺激素相关蛋白（PTHrP），其次是甲状旁腺激素（PTH）。PTHrP与PTH具有较高的结构亲和力，两者均可激活位于成骨细胞前体上共同的PTH/PTHrP受体（PTH1R），导致核因子κB配体的受体激活剂表达、破骨细胞激活和骨吸收，从而促进血清钙升高。由恶性肿瘤产生的1，25-（OH）$_2$D是一种较少见的HHM机制，可促进肠道对钙的过度吸收。肿瘤导致的高钙血症通过分泌阻滞、分泌蛋白积累和可能的蛋白酶激活来诱导胰腺损伤。个案报道显示，非小细胞肺癌可通过多因素或不明原因诱发高钙血症，进而导致胰腺组织血栓性炎、坏死和钙化，出现重症急性胰腺炎。

（二）肺肿瘤治疗相关胰腺损伤机制

1.化疗药物

用于肺部肿瘤化疗的药物种类繁多，全反式维甲酸、阿糖胞苷和L-天冬酰胺酶、血管内皮生长因子受体和酪氨酸激酶抑制剂、免疫检查点抑制剂吉西他滨和卡培他滨等药物均可诱发胰腺损伤。药物性胰腺炎（drug-induced pancreatitis，DIP）发病机制可能涉及：①药物的直接毒性作用，多数DIP是由细胞毒性药物所致，其对某些蛋白质合成主要器官（如胰腺及肝脏）具有较强毒性作用，可高度抑制蛋白质合成，还可引起胰腺实质发生凝固性坏死、溶血，胰腺分化功能障碍及脂肪组织坏死等（如L-天冬酰胺酶）。②过敏反应，硫唑嘌呤等药物可致胰腺充血、水肿，从而释放激活胰酶的组胺等炎性介质而引发DIP。③特异体质反应，少数特异体质患者对某些药物比较敏感，也可引发DIP。④Oddi括约肌收缩或胆道梗阻，某些药物可致胆道内压力增高并超过胰管内压，致使胆汁反流至胰管，从而激活胰酶引发DIP。此外，药物继发的胰腺微循环障碍、胆系疾病、高脂血症、胰管堵塞和毒性代谢产物蓄积等也可能与DIP发病密切相关。

2.介入治疗

介入治疗包括给予化疗药物，使局部肿瘤组织接受高浓度化疗药物，以期达到增加局部杀伤肿瘤，起到靶向作用。必要时再给予栓塞剂，栓塞局部肿瘤供血动脉，使肿瘤血供减少，进一步控制肿瘤生长。还可对一些小的转移病灶进行杀灭。介入应用化疗药物导致DIP相关机制详见前述。

3.免疫治疗

免疫治疗可通过细胞毒性T细胞活化而清除癌细胞，对多种实体器官恶性肿瘤有效。由于其特殊作用机制，可能涉及全身各个系统和器官免疫功能的变化，包括诱发胰腺损伤。研究报道，约4%（82/2279）肺癌应用免疫检查点抑制剂可诱发免疫相关性胰腺炎，其中30%出现典型急性胰腺炎，更常见的是无症状脂肪酶升高或轻度症状性胰腺炎。其中，15%甚至出现长期胰腺损伤，包括慢性胰腺炎、1型糖尿病或胰腺外分泌功能不全。免疫检查点抑制剂导致的免疫相关性胰腺炎病理生理机制目前尚不清楚，可能与抗程序化细胞死亡配体-1（programmed cell death ligand-1，PD-L1）相关。值得注意的是，胰腺中CD8+组织驻留记忆T细胞表达高水平程序化细胞死亡-1（programmed cell death -1，PD-1），PD-L1主要由调节胰腺组织驻留记忆T细胞稳态的巨噬细胞表达。因此，免疫检查点抑制剂可能在胰腺巨噬细胞和组织驻留记忆T细胞之间的交叉对话中相互作用，导致胰腺局部免疫失调。

4.手术治疗

肺癌根治术后患者出现胰腺损伤病例较少，临床罕见。目前考虑与机体受到手术打击、处于应激状态、术中或术后组织缺血缺氧等因素有关。

二、肺肿瘤相关胰腺疾病

（一）肺肿瘤转移性胰腺肿瘤

肺癌是全世界死亡率最高的癌症，多数患者确诊时已发生远处转移，如肺内、肝、骨、脑、肾上腺等，胰腺是相对罕见的转移部位。目前已有不少SCLC或非小细胞肺癌（non small cell lung cancer，NSCLC）转移至胰腺的个案报道和小样本病例分析。随着影像学检查及活检手段不断进步，肺癌胰腺转移的发现率呈逐渐升高趋势。据国内外报道，较常出现胰腺转移的病理类型为SCLC，这可能是小细胞癌倍增快、侵袭性高，易早期经淋巴和血管弥漫性转移。肺癌发生胰腺转移的机制可能是：①肺部恶性肿瘤的某种分子或基因改变，导致其对胰腺实质亲和力升高。②化疗药物通过某种形式改变了肺肿瘤的生物学行为和肿瘤进展，这虽可能使肺肿瘤得到完全或部分缓解，但也可能会引起其他后果，如出现罕见的胰腺脏器转移。③动物试验发现烟草中的某种致癌物质不仅诱发肺癌，同时引起肺癌的胰腺转移。肺癌患者出现胰腺转移比较隐匿，多数缺乏特异临床表现，也很少有腹部体检及胰功异常。部分表现为急性胰腺炎、梗阻性黄疸、腰背痛等症状，甚至有少部分以上述症状为肺癌的首发表现。

（二）急性胰腺炎

0.12%~7.50%肺癌可出现恶性肿瘤转移相关性急性胰腺炎（metastasis-induced acute pancreatitis，MIAP），部分甚至以MIAP为首发表现。肺癌诱发MIAP的机制主要有：①转移性肿瘤阻塞胰管或继发于区域淋巴结的胰周压迫，可能会引起胰腺蛋白酶激活，导致胰腺自溶。②肿瘤直接破坏并造成血管损伤。肺癌MIAP临床表现为：腹痛、恶心呕吐、梗阻性黄疸，背部放射痛、消瘦等症状。临床对肺癌 MIAP 诊断标准：①病理学证实原发性肺癌；②临床符合 AP 诊断；③肺癌合并胰腺转移或胰周转移的诊断依据是影像学提示胰腺占位或胰腺周围占位；或活检证实病理为肺癌转移；或肺癌诊治随访中胰腺或胰周病灶新发或增大，经控瘤治疗后病灶缩小；④除外其他非肿瘤因素所致 AP。SCLC 胰腺转移表现为急性胰腺炎的报道较多，但仍以个案报道为主，临床缺乏对该病的系统认识。早期发现肺癌 MIAP 有利于改善肺癌预后。肺癌不会直接导致慢性胰腺炎，但可诱发急性胰腺炎，引起慢性胰腺炎急性发作。

（三）自身免疫性胰腺炎

自身免疫性胰腺炎（AIP）是一种胰腺慢性纤维化炎性疾病，胰管呈弥漫性或局限性狭窄，可伴管壁不规则，胰腺呈弥漫性或局限性增大。有报道以 AIP 影像学及临床症状就诊，经进一步检查明确为肺癌转移到胰腺的病例，提示 AIP 可能与肺癌伴发或由肺癌诱发。AIP 的存在还可能与胰腺外器官（如胃、肺和前列腺）肿瘤的风险相关。研究发现，肺癌、胃癌和前列腺癌约占在 AIP 诊断时或诊断后检测到的所有肿瘤的 50%。在 AIP

诊断时或一年内检测到肿瘤的AIP患者中发现，AIP还可能作为肺癌的副肿瘤综合征出现。但AIP与胰腺外器官（如胃、肺和前列腺）而不是胰腺本身的癌变相关机制尚不清楚，未来仍需前瞻性研究确认相关机制。

（四）胰腺外分泌功能不全

肺癌治疗中免疫检查点抑制剂（ICIs）可能导致一系列免疫相关不良事件（irAEs），包括胰腺等多个器官均可波及。ICIs可诱导胰腺萎缩，从而导致胰腺外分泌功能不全（PEI）。可能机制为ICIs增强了免疫应答，使活化和增加的CD8+T细胞浸润胰腺内部和周围，损害导管和腺泡细胞（外分泌胰腺），直至胰腺萎缩。进而导致胰酶分泌减少，影响碳酸氢盐、水和酶向十二指肠释放，随后出现ICIs相关胰腺外分泌功能不全（ICIs-PEI）。ICIs-PEI临床比较罕见，其临床症状会致生活质量低下，健康状态受累。

（五）其他

糖尿病见相关章节。

三、诊断和鉴别诊断

肺肿瘤导致胰腺疾病的诊断和鉴别诊断如下。

（一）诊断

1.临床表现

肿瘤相关胰腺损伤常以原发肿瘤引起的症状为主要表现。肺肿瘤患者一般有呼吸系统疾病史（如慢性支气管炎、慢性阻塞性肺疾病、肺癌等病史）或伴有呼吸系统相关临床症状（如呼吸道卡他症状、胸骨区疼痛，伴或不伴发热、呼吸困难等）。累及胰腺时可表现为腹部不适或腹痛、黄疸、背痛、恶心、呕吐、乏力、食欲不振、体重减轻。少数在肺癌转移后出现急性胰腺炎或梗阻性黄疸，极少数以急性胰腺炎和（或）黄疸为首发症状。胰腺外分泌功能不全相关的临床症状主要包括体重减轻、大便不规律、脂肪泻和腹痛等。

2.实验室检查

与其他病因的胰腺疾病相似，血清淀粉酶、脂肪酶、天门冬氨酸转氨酶、丙氨酸转氨酶、谷氨酰转移酶、碱性磷酸酶、总胆红素、直接胆红素、血细胞计数、离子、凝血等实验室指标在肺肿瘤相关胰腺损伤诊断和鉴别诊断中有重要价值。胰腺外分泌功能不全检测分为直接和间接试验。尽管直接试验是检测胰腺外分泌功能的金标准，但操作复杂、费时费力、患者相对痛苦，也常用粪便胰腺弹性蛋白酶-1测定这一间接试验。

3.影像学检查

由于胰腺为腹膜后器官，毗邻重要器官和大血管，穿刺活检风险高，因此基于影像学表现为主的诊断标准在临床中更为常用。肺癌胰腺转移灶的影像学表现缺乏特异性，B超多表现为胰腺的低回声结节，腹部CT可为单发结节，也可为多发结节，多表现为无明显强化或不规则强化，肿块可位于胰头，也可位于体和尾部，各部位发病率无显著差别。胸腹部CT可显示肺下叶肿块、气管旁纵隔、气管支气管及椎管下病变等，可伴有转移性肝肿大、肝内外胆管扩张或阻塞、胰腺钩突增大、胰腺弥漫性肿胀，周围脂肪组织可伴有脂膜炎、胰周多发淋巴结肿大，胰管常不扩张。弥散加权成像MRI可显示肿胀胰腺有多发结节性病变等。氟-18-氟代脱氧葡萄糖-正电子发射断层显像（^{18}F-FDG PET/CT）可提示肺部肿块伴纵隔淋巴结肿大等。

4.内镜检查

内镜下逆行性胰胆管造影（ERCP）可用于检查胰腺损伤导致的胆总管末端狭窄，并可放置引流支架。内镜超声（EUS）可提示多种胰腺损伤的特征，如慢性胰腺炎有胰腺导管内结石、胰腺实质萎缩、钙化等。EUS引导下细针穿刺活检术（EUS-FNA）进行病原学研究及免疫组化检测有助明确胰腺损伤性质。

（二）鉴别诊断

与其他病因导致的胰腺疾病相比，肺肿瘤相关胰腺损伤常可结合肺部肿瘤病史或肺部影像学加以区分。也要结合胰腺的临床表现、实验室检查及影像学检查结果，以进一步明确胰腺损伤类型。临床上需与肺肿瘤性胰腺炎相关鉴别的胰腺疾病有急性胰腺炎、慢性胰腺炎、自身免疫性胰腺炎、胰腺囊性肿瘤、胰腺癌、胰腺神经内分泌肿瘤、胰腺假性囊肿、异位胰腺等。

四、肺肿瘤相关胰腺损伤的治疗

（一）肺肿瘤胰腺转移的治疗

肺肿瘤导致胰腺损伤主要集中在肺肿瘤转移到胰腺所致胰腺损伤，文献报道和回顾性研究显示，内科治疗（化疗和放疗）和外科治疗是最主要治疗手段。

1.内科治疗

内科治疗主要包括全身化疗、局部化疗和（或）放疗，有助于减轻肺肿瘤胰腺转移后引发胰腺疾病症状，相比于姑息治疗，可显著提高中位存活时间。

一项单中心回顾性研究纳入42例肺癌伴胰腺转移患者，其中18例SCLC、9例初诊即合并胰腺转移，接受一线化疗方案（依托泊苷联合铂类），8例诊治中出现胰腺转移，接受二线化疗（拓扑替康或伊立替康）；1例因体能状态差，无法耐受化疗，仅接受支持治疗。24例NSCLC中16例接受全身化疗或化疗联合靶向药物治疗，其中12例为转移灶和原发灶同时诊断，一线治疗方案主要为紫杉醇/长春瑞滨/吉西他滨/多西他赛联合铂类（6例患者联合靶向药物治疗，包括厄洛替尼、吉非替尼以及克唑替尼，3例患者存在基因突变）。4例诊治过程出现胰腺占位，胰腺转移后的主要治疗为二线治疗方案：长春瑞滨/吉西他滨联合铂类或培美曲塞单药治疗。1例患者仅接受艾维替尼靶向药物治疗，无表皮生长因子受体（EGFR）基因突变；7例未接受控瘤治疗。多因素分析发现肺癌胰腺转移后接受化疗者预后明显优于未接受化疗者（HR=0.158，95%CI：0.049~0.512，P=0.002）。

在放疗方面，18例SCLC4例接受胰腺局部放疗，其中2例表现为腹痛、梗阻性黄疸，经局部放疗后症状较前明显好转，并继续接受多程化疗。24例NSCLC中2例接受局部放疗。研究发现放疗对预后无统计学意义，但因肺癌胰腺转移罕见，其中接受胰腺放疗者更少，因此具体疗效仍需大样本量分析。

2.外科治疗

NSCLC转移常发生于胰头，胰十二指肠切除术是转移瘤最常治疗方法。接受切除术者总中位生存期为29个月，2年和5年生存率分别为65%和21%。

3.其他治疗

内镜治疗：对怀疑胰腺内转移性肿块或转移性肾上腺肿块直接侵袭胰腺导致胰管阻塞引起的急性胰腺炎，在饮食限制和静脉输液保守治疗及化疗方案均无效情况下，根据患者身体状况，可行ERCP术，将支架植入胰管内，缓解梗阻。此外，转移性胰腺肿块导致胆道梗阻，除针对胰腺肿块制定相应化疗方案外，还应针对胆道梗阻进行ERCP胆道引流或经皮胆管支架植入，这不仅有助于预防胆管炎等并发症，还能预测症状控制情况。

（二）急性胰腺炎

肺癌合并转移性急性胰腺炎（MIAP）是一种罕见且预后不良的疾病。大多数肺癌患者的MIAP治疗仍是支持性的。化疗是其最主要的治疗方式。

既往大多数病例报告结果提示，SCLC相关MIAP的预后是严峻的，如无特殊治疗，大多数在3周内（范围，1~8周）死亡。类似地，如只接受保守治疗，大多数NSCLC合并MIAP患者在2周（范围，2天~8周）内死亡。对SCLC患者，建议积极化疗；对NSCLC患者，采用多种化疗或支持性治疗。

近几年发表的病例报告结果显示，肺癌合并MIAP患者经化疗和（或）放疗后，延长了生存期。一项回顾性队列研究纳入了33例肺癌合并MIAP，这些患者均采用以顺铂为基础的化疗，中位随访12周（范围1~24周）后的结果显示，33例肺癌合并MIAP患者中，5例（9%）存活。19例（58%）死于肿瘤进展，9例（29%）死于脓毒症；中位总生存期为26周。另一项纳入20例肺癌合并MIAP的回顾性队列研究结果表明，化疗可以提高肺癌MIAP存活率。肺癌合并MIAP的患者从确诊到死亡的平均生存期为108.7天（1~695天）；化疗组（$n=11$）的平均生存期为161.9天，明显长于未化疗组（$n=7$）25天（$P<0.01$）。

然而，轻型胰腺炎患者，化疗可能有利于胰腺炎的康复。重症胰腺炎对化疗耐受性很差，因此对Ranson评分较高（>3）者不建议化疗。

五、预防和康复

鉴于肺肿瘤化疗药物所致胰腺损伤的存在，在肺肿瘤治疗过程中，应注意所用药物的胰腺毒性，尽量选用无胰腺毒性或胰腺毒性小的药物。此外，在整个治疗过程中，还应密切监测胰腺损伤相关指标，对药物性胰腺损伤争取做到早预防、早发现、早治疗。已有研究证实，患者的病理类型、胰腺转移出现的时间、胰腺转移数目是影响生存的独立预后因素。全身化疗、胰腺占位的相关症状是影响总生存的独立因素。

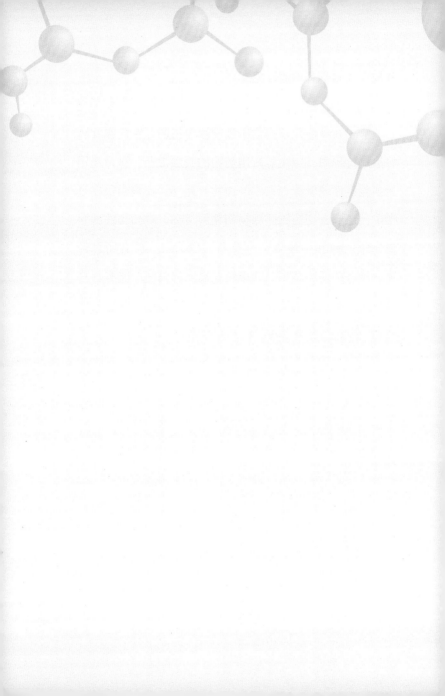

第三章

肠道肿瘤相关胰腺损伤

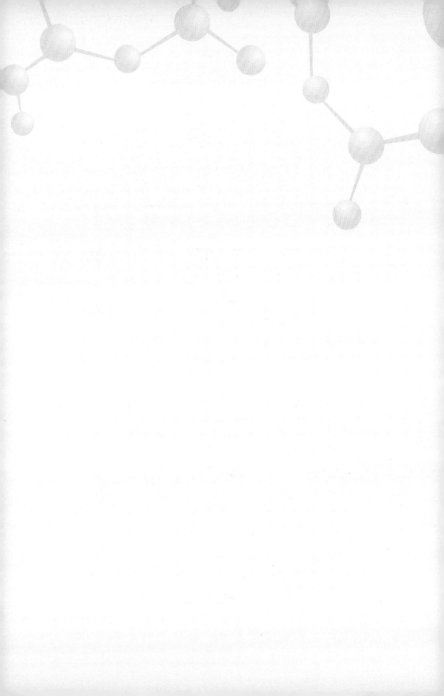

一、肠道肿瘤相关胰腺损伤及机制

（一）肠道肿瘤对胰腺的损伤机制

肠道肿瘤发生于肠道组织，根据性质分为良性和恶性肿瘤；根据发生部位，分为小肠、结肠和直肠肿瘤。良性肿瘤，包括传统的腺瘤（管状腺瘤、绒毛状腺瘤、管状绒毛状腺瘤）、锯齿状腺瘤、平滑肌瘤、遗传综合征（息肉病以及非息肉病）、炎症性肠病相关的异型增生（上皮内瘤变）等，其生长极为缓慢，且不会侵犯周围组织，一般不会造成较大影响。恶性肿瘤多指小肠癌、结直肠癌（colorectal cancer，CRC）、类癌及恶性间质瘤等，以CRC多见。CRC恶性程度高，生长和扩散速度快，已成为世界上第四大致命肿瘤。

肠道恶性肿瘤可导致包括胰腺在内的全身其他组织和器官的损伤，其引起胰腺损伤的可能机制如下。

1）肠道恶性肿瘤可转移至胰腺造成转移性胰腺癌，继而引起胰腺损伤。胰腺转移瘤少见，占胰腺恶性肿瘤的2%~10%。肠道肿瘤转移至胰腺更加罕见，在胰腺转移瘤中结直肠癌占10%~27%。有两种假说可以解释CRC的转移模式：机械/血流动力学理论和"种子-土壤"理论。血流动力学理论基础是通过人体静脉和淋巴引流系统的转移。CRC通过癌细胞扩散流入门静脉系统并转移到肝脏，或通过其他全身途径转移到胰腺。有研究发现，右侧结肠腺癌更倾向于发生胰腺转移。这一观察结果与机械扩散理论一致，该理论认为盲肠肿瘤可通过回结肠和肠系膜上血管直接扩散到胰腺。"种子-土壤"理论基础是转移瘤细胞定植在适合其沉积和生长的组织床。通过检测基因表达有助于发现远处细胞上允许瘤细胞附着的特定分子受体，帮助解释癌细胞对某些转移位点的偏好。由于结直肠腺癌扩散到胰腺报道很少，转移机制还未完全了解。十二指肠降段、横结肠肝曲或脾曲的肿瘤可以通过直接蔓延以及局部播散转移至胰腺。胰腺转移癌可以侵犯导管上皮细胞而被误诊为胰腺癌，也可造成急性胰腺炎（AP）。

2）十二指肠肿瘤对胰腺直接和间接损伤。十二指肠乳头附近肿瘤以及受累肿大淋巴结机械性压迫胰管导致胰管阻塞和胰管内压升高，腺泡细胞内Ca^{2+}水平显著升高，溶酶体在腺泡细胞内提前激活酶原，大量活化的胰酶消化胰腺自身，出现胰腺自溶性损伤，引起AP、黄疸等。十二指肠恶性肿瘤也可以通过浸润或转移造成胰腺损伤。

3）肠道类癌对胰腺的系统性损伤。类癌现在归属于神经内分泌肿瘤/癌（NET/NEC）的范畴，是来源于神经内分泌细胞的低度恶性肿瘤。1968年Peares将具有摄取胺前体和脱羟基（APUD）功能的细胞统称为APUD细胞，形成的肿瘤称为APUD细胞瘤。类癌能产生小分子多肽类或肽类激素，其分泌的5-羟色胺等生物活性物质，可使患者出现颜面潮红、喘息发作、心瓣膜病变等类癌综合征表现。类癌发展至晚期阶段，也可出现局部浸润、远处器官转移。类癌可发生于全身各个系统，最常见部位是消化道。肠道类癌主要分布于小肠、阑尾和直肠。类癌产生的血清素对胰腺血管有收缩作用，使胰腺缺血、缺氧，微循环障碍导致胰腺出血、坏死；缓激肽、组胺及前列腺素可扩张血管、增强血管通透性，从而导致血压下降、大量炎性渗出引起胰腺损伤。

4）肠道肿瘤与自身免疫性胰腺炎相关。自身免疫性胰腺炎（AIP）可能是一种自身免疫副肿瘤综合征。一项Meta分析发现AIP中发病率最高的肿瘤为胃癌和CRC。AIP和肿瘤是一系列炎症变化和代谢综合征相互交织、共同作用的结果。代谢综合征患者肿瘤发生率升高，一项Meta分析发现代谢综合征与CRC密切相关。

此外，肿瘤与 AIP 也可能与肠道菌群有关，幽门螺旋杆菌可能是 AIP 免疫反应的激发原因之一。肠道屏障损害、炎症和吸收不良导致菌群失调，并移位到胰腺，通过启动 Toll 样受体信号通路调节免疫系统。不良菌群也可通过肠道-大脑轴和应激激素产生导致更严重的胰腺炎。

5）CRC 骨转移可引起高钙血症，造成胰腺损伤。机制包括：肿瘤分泌甲状旁腺激素相关蛋白（PTHrP），骨溶解转移，1，25-羟基维生素 D 的产生和异位甲状旁腺激素（PTH）的分泌。高钙血症可诱发 AP，但目前肠癌骨转移并不常见，高钙血症诱发 AP 可能通过分泌阻滞、分泌蛋白的积累和蛋白酶的激活来诱导胰腺损伤。高钙血症会降低胰管和组织间隙的屏障作用，易在碱性胰液中形成沉积和胰腺结石。钙是胰蛋白酶原转化为胰蛋白酶所必需的离子，钙浓度越高，胰蛋白酶的活力越大。

（二）肠道肿瘤治疗相关胰腺损伤及机制

1.化疗药物

与其他原因引起的 AP 相比，药物性胰腺炎（DIP）较少见，目前有 120 种以上的药物可引起 AP，DIP 发病率为 0.3%~5.3%，占总胰腺炎的 0.1%~1.0%。DIP 发病机制可能与过敏反应、药物本身及其代谢产物的细胞毒性、诱发Oddi括约肌收缩、药物引起高甘油三酯血症等有关。最常见发病机制为过敏反应，一般于给药后4~8周发生，与剂量无相关性；毒性代谢产物在体内积聚后引起的AP，一般给药数周至数月后发生。DIP无特征性的临床表现及辅助检查，与其他AP表现基本一致。DIP的诊断应注意发生时间是否在药物使用期间，停药后症状是否缓解或消失，以及再次暴露后是否复发。大部分DIP在停用相关药物后病情可明显好转，预后较其他病因导致的胰腺炎好。

肠道恶性肿瘤以腺癌多见，目前用于肠道腺癌的化疗方案常用的有FOLFOX（氟尿嘧啶+奥沙利铂+醛氢叶酸），FOLFIRI（氟尿嘧啶+伊立替康+醛氢叶酸），FOLFOXIRI（氟尿嘧啶+奥沙利铂+伊立替康+醛氢叶酸），XELOX（奥沙利铂和卡培他滨），伊立替康联合雷替曲塞等。5-FU是嘧啶衍生物，自20世纪70年代5-FU用于治疗AP，研究发现，5-FU有阻止胰腺自我消化的作用，被广泛用于胰腺炎的实验研究。5-FU本质上作为一种蛋白酶抑制剂，可降低淀粉酶和胰蛋白酶水平从而缩短胰腺炎患者的住院时间，减少死亡率，改善生存率。亦有报道认为，5-FU激活线粒体通路参与诱导胰腺腺泡细胞及炎症细胞凋亡，减少上述细胞坏死与炎症因子释放，减轻胰腺炎的炎症反应。目前有报道引起胰腺损伤的化疗药物主要包括奥沙利铂和卡培他滨，但基本为个案报道。药物继发的高脂血症是引起AP的另一主要原因，但引起高脂血症的具体机制尚不明确，可能是由于脂肪酶与一种或两种化疗药物（奥沙利铂和卡培他滨）络合，或脂肪酶与抗化疗药物的抗体结合导致高脂血症。研究报道6例胃肠道恶性肿瘤患者使用奥沙利铂联合其他化疗药物治疗并发AP，推测与奥沙利铂有关。吉西他滨为一种新的胞嘧啶核苷衍生物，卡培他滨是口服5-FU的前药，均为嘧啶类控瘤药物。个案报道吉西他滨和卡培他滨在治疗期间，可出现罕见副作用为混合性高脂血症和严重的高甘油三酯血症（大于20 mmol/L或1772 mg/dL），从而引起高甘油三酯血症相关的AP甚至重症AP。已有多项个案报道卡培他滨相关的高甘油三酯血症，其中3例还出现了卡培他滨诱发的急性坏死性胰腺炎，需要中断卡培他滨治疗。引起高脂血症的原因可能与降低脂蛋白脂肪酶和肝甘油三酯脂肪酶活性有关。卡培他滨联合奥沙利铂化疗，个案报道发现可以导致慢性胰腺炎

（CP），病理提示胰腺炎伴大面积纤维化和胰腺实质严重萎缩，无动脉粥样硬化；也有发现无症状性、影像学阴性的脂肪酶升高，停药后恢复正常。卡培他滨还可在约25%的患者中引起高胆红素血症，但胰腺炎和高胆红素血症之间是否存在相关性尚不明确。

此外，药品说明书指出，卡培他滨辅助治疗CRC时，观察到4.4%的患者出现严重的高血糖，且达到3/4级。上市后报道显示，奥沙利铂用药过程中可能出现血糖异常。董利森等发现结肠癌患者（既往无糖尿病）术后使用XELOX化疗5个周期后，血糖持续升高。总结相关个案，多在5个化疗周期后出现血糖升高，给予相关降糖治疗后，患者血糖最长可在6个月后恢复并接近正常。引起血糖升高的作用机制尚不明确，可能由于药物本身对胰腺有毒性作用，影响胰腺功能，抑制胰岛β细胞分泌，导致血糖升高；另外，卡培他滨在体内转化为5-FU，动物研究显示，5-FU可通过诱导细胞凋亡及抑制细胞增殖，导致胰岛β细胞超微结构改变和数量减少，致胰岛素分泌不足。

2.分子靶向药物

CRC肝转移最为常见，当出现肝转移时，根据肿瘤组织KRAS、NRAS、BRAF等基因和微卫星状态，选用化疗药物联合靶向治疗如西妥昔单抗或贝伐珠单抗等。目前西妥昔单抗无胰腺相关不良反应的文献报道。研究发现贝伐珠单抗可引起胰腺体积减小、胰腺萎缩，但胰腺内分泌功能未见改变。关于贝伐珠单抗等抗血管内皮生长因子（VEGF）药物引起DIP的资料非常少。贝伐珠单抗相关胰腺炎的潜在机制可能是通过抗VEGF活性，因为其他抑制VEGF受体的药物如索拉非尼（Sorafenib），已证实与DIP相关。VEGF在胰腺毛细血管化和腺泡细胞周期中发挥作用。抑制血管内皮生长因子可能引起胰腺缺血、腺泡细胞凋亡、自身消化酶释放导致胰腺炎。

胃肠间质瘤（gastrointestinal stromal tumor，GIST）多见于小肠，少见于直肠、结肠或肠系膜。GIST对常规化疗不敏感，手术切除是主要疗法，发生转移及术后复发无法手术切除者，预后极差，中位生存期仅6~18个月，5年生存率小于10%。目前发现约85% GIST的受体酪氨酸激酶（TKs）中的原癌基因KIT或血小板源生长因子受体α（platelet-derived growth factor receptor α，PDGFRα）发生突变，自发性持续活化并激活下游信号通路，促进细胞增殖和分化导致肿瘤形成。目前GIST的一线/二线/三线/四线小分子靶向药物分别为伊马替尼/舒尼替尼/瑞戈非尼/瑞派替尼，作用靶点为GIST某个或多个不同位点突变基因。伊马替尼、舒尼替尼及瑞戈非尼均有文献报道导致胰腺损伤不良事件，如：AP或CP；影像检查发现胰腺肿大或萎缩。瑞派替尼用于临床时间短，暂未见类似文献报道。一项回顾性多中心研究48例伊马替尼治疗患者，在治疗前后100天及治疗后500天分别予腹部CT检查，发现胰腺肿大（41.7%）和胰腺萎缩（6.3%），无明显症状。发病机制尚不清楚，推测与药物抑制血管生成，使微血管缺如，从而导致胰腺萎缩；也可能是药物作用于胰腺表达的TKs导致胰腺炎症，使胰腺肿大而后出现萎缩。

3.免疫检查点抑制剂

在免疫检查点抑制剂（immune checkpoint inhibitors，ICI）治疗中有5%~8.5%患者导致AP。有研究报道在使用抗CTLA-4相关免疫抑制剂（Ipilimumab）和抗PD-1相关免疫抑制剂（Nivolumab）等ICI过程中，患者出现了胰腺炎等并发症。研究提示，可能在失去共抑制性免疫检查点受体的免疫监视后，免疫平衡状态被打破，大量炎症细胞因子被激活并迁移至胰腺组织，通过释放大量炎症因子和直接细胞毒性作用导致胰腺及全身炎症损伤。ICI损伤胰腺后不仅可以引起胰腺的内分泌功能障碍，导致ICI相关1型糖尿病（ICI-associated type 1 diabetes，ICI-T1D）；也可引起胰腺外分泌功能障碍，出现腹泻症状，需激素或胰酶替代治疗。在ICI治疗中发生ICI-T1D概率略低于1%，2型糖尿病发生率未知。在所有报道的ICI相关糖尿病（ICI-associated diabetes mellitus，ICI-DM）中，约97%是由抗PD-1/PD-L1或联合治疗引起的，而CTLA-4单药治疗病例报道非常罕见。目前尚不清楚ICI-T1D发病机制。PD-1/PD-L1抑制剂可能发挥相同作用，通过阻断PD-1通路促进胰岛反应性T细胞激活，破坏胰岛β细胞，从而导致ICI-T1D发生。分析发现CTLA-4抑制剂单独治疗和Nivolumab和Ipilimumab联合治疗都可能增加淀粉酶或脂肪酶升高风险，但与对照组相比，无显著增加胰腺炎的风险。

4.腹腔热灌注

1988年，Fujimoto等在腹腔化疗基础上应用热疗增加化疗药物疗效，将热疗和化疗整合，开发出腹腔热灌注化疗（hyperthermic intraperitoneal chemotherapy，HIPEC）

技术。CRC腹膜转移或腹膜转移高风险患者术后可考虑HIPEC或同时加全身化疗。HIPEC毒副作用小，并发症少，除可能出现暂时性发热、腹胀、腹痛外无其他不适。CRC术后加HIPEC是安全的，可以提高患者生存率。目前暂无引起胰腺损伤不良反应报道，但不排除联合化疗会增加胰腺损伤风险。

5.手术治疗

十二指肠恶性肿瘤患者常需接受胰十二指肠切除术，手术本身可破坏胰腺实质、切除胰腺组织、损伤胰管，造成胰腺内外分泌不足、AP、胰瘘等胰腺损伤发生。接受腹部大手术治疗患者术后代谢水平升高，蛋白质合成代谢降低，分解代谢加速，产生神经内分泌改变。研究发现，腹腔镜术后高淀粉酶血症的发生率较高，术后感染等并发症发生风险明显增加。一项结肠癌术后AP发生率的回顾性分析发现在595例CRC手术患者中，血清淀粉酶升高79例，其中48例发展为术后AP。术中直接或间接损伤胰腺是诱发术后AP的主要原因。CRC患者术后AP可能与以下因素有关。①胆道疾病，泥沙样结石在术中或术后的掉落、引起Oddi括约肌的功能障碍可能是发生术后胰腺炎的主要原因；②高脂血症是引起 AP 的常见原因，术后静脉使用脂肪乳可能是诱发 AP 的高危因素；③腹腔感染，严重感染通过激活炎症介质等一系列放大反应，如细菌特异性酶、毒素及细菌原激活物均会促使单核细胞释放细胞因子而致 AP；④术后不恰当使用吗啡等镇痛药易致 Oddi 括约肌痉挛，从而诱发术后胰腺炎。

6.介入治疗

AP 是非选择性经导管动脉化疗栓塞（nonselective transcatheter arterial chemoembolization，TACE）治疗肝转移癌的一种罕见副作用，发病率从 2%（临床胰腺炎）到 40%（生物学胰腺炎）不等，通常由于肝外动脉侧支栓塞引起。TACE 后 AP 常属轻症，也可伴胰腺坏死。高脂血症和栓塞可导致缺血后 AP。如在肝副动脉栓塞或手术过程中出现用于 TACE 的颗粒反流至胰腺动脉，可能会发生更严重的胰腺缺血并发症。此外，导管尖端位置选择对避免肝动脉栓塞引起胰腺组织损伤非常重要。

7.放射治疗

胰腺作为一个腹膜后器官，是肠道肿瘤放疗剂量的限制性器官，不同部位肠道肿瘤放疗对胰腺损伤不尽相同，胰腺损伤与放射剂量相关。胰腺具有重要的内外分泌功能，随着肠道肿瘤患者生存时间延长，放射性胰腺损伤不容忽视。目前最大放射耐受剂量及其体积-剂量-效应关系国内外鲜有报道。十二指肠肿瘤放疗对胰腺影响最大，可致胰管压力增高，阻碍蛋白酶正常排泄，导致胰腺腺泡破裂，引发胰腺损伤。脾曲结肠癌放疗对胰尾影响较大，增加糖尿病发病风险。其他部位肠道肿瘤放疗发生胰腺损伤的概率较低，直肠肿瘤放疗对胰腺影响最小。

腹部放射可损伤胰腺血管导致迟发性胰腺损伤，发生CP，影响胰腺内外分泌功能。辐射引起胰腺内分泌细胞损伤会增加糖尿病风险。胰腺放射损伤的组织病理学改变是腺泡萎缩、血管损伤。慢性胰腺损伤包括胰管硬化、神经退化、腺泡萎缩纤维化、胰岛细胞死亡等。肠道恶性肿瘤放疗后引起的胰腺炎或胰腺功能不全并不常见。目前关于CRC放疗引起的胰腺炎尚无研究报道。

二、肠道肿瘤相关胰腺疾病

（一）急性胰腺炎

急性胰腺炎（AP）是消化系统常见危重疾病。胆石症、酗酒是AP最常见病因，其他病因包括高脂血症、创伤、手术、感染、药物、遗传代谢性疾病及自身免疫性疾病等。肠道肿瘤相关AP少见，主要有三种情况：
①晚期肠道肿瘤引起高钙血症导致AP，相关机制已如
前阐述；②胰腺转移性肿瘤导致胰管阻塞和胰液流出不
畅，进而发生MIAP；③十二指肠乳头壶腹部肿瘤导致
AP，十二指肠乳头壶腹部肿瘤可直接造成胆管、胰管的
梗阻，主要以渐进性黄疸为首发症状，可出现反复发作
性胰腺炎。

（二）慢性胰腺炎

慢性胰腺炎（CP）是胰腺组织慢性进行性炎症疾
病，病理改变主要是胰腺纤维化、腺泡萎缩、胰管变
形、钙化等，主要症状为腹痛、胰腺内外分泌功能受
损。肠道肿瘤一般不直接导致CP，一般由AP反复发作
引起。个案报道家族性息肉病壶腹癌合并小乳头腺瘤致
复发性胰腺炎。

（三）自身免疫性胰腺炎

自身免疫性胰腺炎（AIP）是一种胰腺慢性纤维化
炎性疾病，影像学呈现胰管弥漫性或局限性狭窄，胰腺
呈弥漫性肿大；血清学表现为IgG4水平升高；组织病理
学有T淋巴细胞和IgG4浸润。肠道肿瘤并不直接导致
AIP。但研究表明AIP与肿瘤之间存在极高关联性，荟

萃分析显示1.2% AIP同时患有结直肠癌，约3.7%在AIP诊断之前或诊断时发生肿瘤。AIP与肠道等胰腺外器官癌变相关的机制尚不清楚。

（四）胰腺外分泌功能不全

胰腺外分泌功能不全（pancreatic exocrine insufficiency，PEI）指由于各种原因引起人体自身胰酶分泌不足或胰酶分泌不同步，进而出现营养消化吸收不良等症状。肠道肿瘤引起胰腺外分泌功能不全与肿瘤胰腺转移和肿瘤相关CP有关。胰头肿瘤压迫胰管会致进食时胰酶分泌减少，CP长期炎症反应引起胰腺组织纤维化致胰酶分泌不足。

三、肠道肿瘤相关胰腺损伤的诊断和鉴别诊断

（一）诊断

1.临床表现

早期肠道原发肿瘤可无明显症状，病情发展到一定程度后可出现下列症状：①排便习惯改变；②大便形状改变；③腹痛或腹部不适，腹部痉挛性腹痛；④腹部肿块；⑤肠梗阻相关症状；⑥消化道出血相关症状：黑便、血便等；⑦全身症状：贫血、消瘦、乏力、低热等。神经内分泌细胞分泌5-羟色胺等生物活性物质，可

使患者出现颜面潮红、喘息发作、心瓣膜病变等类癌综合征表现。

肠道肿瘤转移至胰腺，有50%无任何症状，常在对原发肠道肿瘤定期随访影像检查时发现。部分可表现为：腹痛伴或不伴有黄疸、瘙痒、纳差、乏力、体重减轻和厌食消瘦等。

肠道肿瘤在治疗中发生AP，出现AP相关症状，如中上腹痛可以放射至腰背部，伴或不伴腹胀、恶心、呕吐、发热等，严重的患者可以出现气促、低血压、休克、少尿等多器官功能障碍及衰竭的表现。

肠道肿瘤在治疗中出现CP或少数患者在ICI治疗后出现ICI相关胰腺炎，可表现为：胰腺内分泌功能不全，如糖尿病临床症状；胰腺外分泌功能不全相关的临床症状，如腹痛、上腹饱胀、腹泻、脂肪泻、体重减轻等。

2.实验室检查

与其他病因的胰腺疾病类似，血清淀粉酶、脂肪酶、癌胚抗原（CEA）、糖类抗原199（CA199）、血糖、血脂、血钙、血沉在肠道肿瘤相关胰腺疾病的诊断和鉴别诊断中有重要作用。胰腺外分泌功能不全检测方法分为直接和间接试验。尽管直接试验是检测胰腺外分泌功能的金标准，但操作复杂、费时费力、患者相对痛苦；临床常用粪便胰腺弹性蛋白酶-1测定这一间接试验进行动态观察。

3.影像学检查

肠道恶性肿瘤最常转移到肝脏，但也可扩散到肺、脑、胰腺、腹膜或远处淋巴结。胰腺转移性肿瘤的总体影像学表现（超声、CT和MRI）与原发性胰腺导管腺癌无区别，对于有肿瘤病史患者，应考虑转移。胰腺转移性肿瘤的影像学表现为非特异性，可为孤立肿块、多个结节或整个胰腺弥漫性受累，以多发为主，直径较小，圆形或类圆形为主，边界清楚。多层螺旋CT表现有一定特征性：以中度或环形强化为主，少有胰腺实质外侵犯和胰周血管受累，增强扫描常为乏血供。MRI表现为胰腺病灶T_1WI呈低或中等信号，T_2WI呈高或稍高信号，增强扫描信号低于周围正常胰腺组织。与原发性导管腺癌相比，在肿瘤大小、回声性和位置方面，原发性和转移性肿瘤间无统计学显著差异。转移瘤细胞并非起源于胰管上皮，一般不造成胰管扩张，除非转移瘤浸润到胰导管上皮细胞或位于胰头的病灶压迫胆总管可引起胰管扩张。原发胰腺癌多伴外侵，周围脂肪密度增高，可见条索影，并常累及周围血管；胰腺转移瘤大部分边界清晰，周围脂肪间隙存在，很少侵犯包膜外。

^{18}F-FDG PET/CT有利于发现胰腺转移瘤，有患者在术中探查发现胰腺浸润，最终确认以CT、B超引导下穿刺活检或术后病理为主。

4.内镜检查

疑有胰胆疾病（如胰胆管结石、肿瘤和狭窄等），实验室检查、B超、CT等未能确认者可行ERCP检查。研究发现超声内镜（EUS）对胰腺占位病变诊断灵敏度、准确度显著优于经腹超声、平扫CT、增强CT、MRI及PET-CT等常规影像学检查，尤其超声内镜引导下细针穿刺术（endoscopic ultrasound-guided fine-needle aspiration biopsy，EUS-FNA），有利于组织病理学检查和确诊。

（二）鉴别诊断

与其他病因导致的胰腺疾病相比，肠道肿瘤相关胰腺损伤疾病常可结合肿瘤病史或影像学检查加以区分。也需要结合临床表现、实验室检查、影像学检查及细胞病理学检查结果，进一步明确胰腺疾病损伤类型。特别要与胰腺癌、AP、CP、AIP、胰腺囊性肿瘤、胰腺神经内分泌肿瘤相鉴别。

四、肠道肿瘤相关胰腺损伤的治疗

（一）胰腺转移性肠道肿瘤治疗

1.内科治疗

内科治疗措施主要包括化疗、靶向治疗及放疗的整合疗法。CRC胰腺转移癌切除术后使用何种化疗药物仅有少数报道，目前最常用的化疗药物是5-FU、亚叶酸钙、奥沙利铂和伊立替康。研究发现，行胰腺转移远端切除联合脾切除术后继续5-FU、亚叶酸钙辅助化疗，患者生存期为6个月；从诊断结直肠 Dukes C 期腺癌到发现胰腺转移的时间间隔约为24个月，胰腺转移癌切除术后接受5个周期5-FU、奥沙利铂和贝伐珠单抗辅助化疗，症状消失9个月后复发；行胰腺远端转移切除和脾切除术后继续进行3个月的5-FU化疗，患者无症状生存至随访结束；行腹膜后肿大淋巴结切除及胰十二指肠切除术后给予5个周期的5-FU、亚叶酸钙和奥沙利铂（改良FOLFOX6）作为辅助化疗，术后69个月无复发迹象。另有研究发现，直肠癌肝转移患者新辅助化疗后行直肠癌根治术及肝部分切除术，术后出现胰腺转移，给予6个周期化疗：5-FU、奥沙利铂加帕尼单抗；

随后出现包括肝脏在内的多脏器转移，进一步予5-FU、伊立替康加贝伐珠单抗化疗，但情况仍然恶化，化疗药物改为曲氟尿苷和盐酸替比嘧啶，在初次手术后5.4年，患者仍生存。有关CRC胰腺转移的内科治疗，大部分为术后辅助化疗，其对CRC胰腺转移疗效不明确，化疗在胰腺转移中可能难以像在CRC肝转移中获得同样治疗结果。此外，化疗药物使用研究存在异质性，很难确定术后辅助化疗是否比单独手术更有效。

对胰腺转移病灶无法手术切除且疼痛症状明显患者，有研究显示立体定向放疗（SBRT）治疗胰腺转移瘤，不良反应可耐受，止痛起效快、效果好，作用持久，较好提高了晚期肿瘤胰腺转移患者生命质量，是一种安全有效的治疗手段。但该研究属回顾性研究，样本量少，部分生存期较短，因此对放疗远期效果评估影响较大，还需进一步研究。

2.外科治疗

肠道恶性肿瘤转移至胰腺的手术方式及范围仍存在争议，应根据患者具体病情及多学科讨论后决定。手术应完整切除胰腺转移病灶，同时又要尽可能保留胰腺内外分泌功能。术式主要有：胰十二指肠切除术、胰腺部分切除术以及全胰腺切除术。通过回顾1357例CRC患者，其中仅27例（2%）有胰腺转移，只有4例（0.3%）接受手术转移性切除术。Sperti等回顾胰腺转移性病例，发现只有18/546（3.2%）有转移性切除术指征，其中一半原发灶为CRC。CRC胰腺转移治疗经验较少，多为个案报道。有报道9例CRC单发胰腺转移外科治疗经验是目前关于外科治疗最大样本报道，该组5例接受胰十二指肠切除术，4例接受胰体尾切除术。术后7例进行了辅助治疗，1例做了放疗，1例未接受任何辅助治疗。无围手术期死亡病例，该组中位生存期为17个月，4例存活24个月以上，最长达33个月。一项回顾性研究从1980年至2009年329例切除的胰腺继发性恶性肿瘤，其中CRC胰腺转移66例，胰十二指肠切除术是最常用的手术方式，手术死亡风险为2.5%，术后中位生存时间和5年生存率分别为24个月和24.6%。手术需衡量风险和疾病程度，必须个体化处理。因手术治疗有利于明确诊断、改善预后、提高生存，可手术患者尽量考虑手术治疗，特别是孤立性转移病变。

（二）急性胰腺炎

肠道肿瘤导致AP报道较少。除按AP的一般治疗外，病因治疗是关键，如肿瘤原发病治疗（手术、放化疗、ERCP介入治疗等），停用引起胰腺炎可疑药物，高脂血症予降脂、血浆置换治疗，神经内分泌肿瘤予生长抑素治疗，药物相关自身免疫性胰腺炎予激素治疗和（或）胰岛素、胰酶替代治疗。

（三）慢性胰腺炎

肠道肿瘤导致CP文献报道极为罕见。有个案报道一例家族性腺瘤性息肉病（FAP）伴十二指肠腺瘤和壶腹部肿瘤导致CP患者，行胰十二指肠切除术（PD），术后3年随访无复发胰腺炎。该研究同时回顾相关文献，发现另5例FAP伴十二指肠腺瘤和壶腹部肿瘤导致CP患者，4名接受PD，1名接受十二指肠切除术，术后所有患者胰腺炎症状均缓解。

五、预防和康复

肠道肿瘤胰腺转移以及肠道肿瘤的治疗都可能导致胰腺损伤，临床中应予甄别。治疗中应尽量避免手术损伤胰腺，谨慎使用导致胰腺损伤的药物，密切监测血糖、血脂、胰酶等指标，以及胰腺影像学检查。对在肠道肿瘤诊断、治疗中出现的胰腺损伤要争取做到早预防、早发现、早治疗。

第四章

胃肿瘤相关胰腺损伤

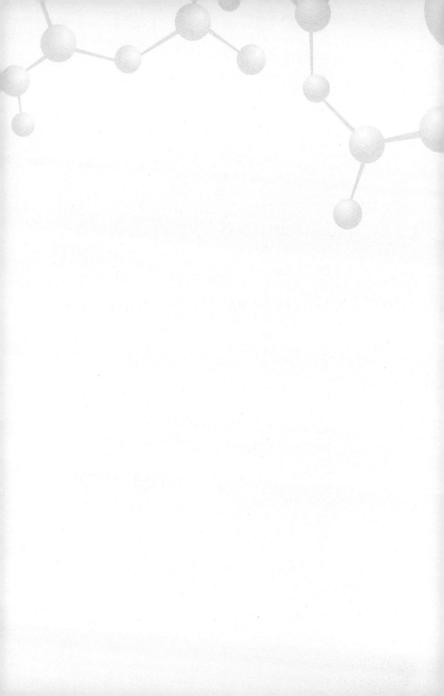

一、胃肿瘤相关胰腺的损伤及机制

（一）胃肿瘤相关胰腺的损伤及机制

胃肿瘤是消化系统常见疾病，分恶性和良性，恶性肿瘤有胃癌、淋巴瘤和神经内分泌瘤等，以胃癌最常见。胃癌是指原发于胃的上皮源性恶性肿瘤。在我国发病率仅次于肺癌居第二位，死亡率排第三位。胃良性肿瘤占胃肿瘤2%，分上皮细胞瘤和间叶组织瘤。因其生长缓慢，手术疗效好，不会对患者健康造成太大影响。胃肿瘤发生发展过程中可能会对包括胰腺在内其他脏器组织产生损伤，可能机制如下。

1.胃肿瘤侵犯胰腺引起胰腺损伤

胰腺是胃肿瘤常见侵犯器官，最主要侵犯途径是肿瘤直接蔓延浸润胰腺。肿瘤主要侵犯胰头部，胃肿瘤切除术中对其胰腺（主要是胰头部）侵犯有大量报道，也伴胰腺和十二指肠、腹膜等其他部位侵犯报道；与其他器官相比，对胰腺周围血行淋巴转移报道较少。胃肿瘤直接侵犯引起的胰腺损伤具体机制可能包括以下几方面。

1）胃肿瘤直接侵袭并压迫胰头或胰周淋巴结浸润后导致壶腹部梗阻，进而引起胆汁反流或胰管破裂，胰酶排出受阻且提前激活，其中包括脂肪酶、弹力蛋白酶、磷脂酶 A 和血管舒缓素等。脂肪酶激活可造成胰腺内发生坏死。弹力蛋白酶激活可造成胰腺血管壁破坏导致出血。磷脂酶 A 的激活使卵磷脂转变成溶血卵磷脂，后者对腺泡细胞膜具强烈破坏作用而引起细胞坏死。血管舒缓素可影响胰腺血管舒缩功能，引起胰腺水肿等损伤。

2）胃肿瘤浸润破坏或压迫包裹胰腺血管所致供血不足，进而引起胰腺组织血流灌注减少引发缺血缺氧微环境，胰腺组织可能出现广泛水肿坏死，与此同时腺泡细胞大量分泌 HIF-1α、TNF-α 等细胞因子，加重胰腺炎症细胞浸润。从细胞和分子层面看，肿瘤扩散的过程很复杂，涉及细胞外基质分解、上皮-间充质转化、肿瘤血管生成、肿瘤微环境形成等一系列病理事件。上皮-间充质转化是肿瘤转移的关键，在此过程中上皮细胞失去了极性，失去与基底膜连接，细胞间黏附减少，更多的"游离"瘤细胞在胰腺位置扩散增殖。目前认为许多非编码 RNA、胃肿瘤的干细胞、代谢通路和相关免疫反应等与上述机制有关。

2.胃肿瘤相关免疫反应引起胰腺损伤

胃肿瘤相关免疫反应除可促进原发肿瘤扩散外，还可改变细胞因子在浸润处、血浆和腹水中的水平，

TNF-α、IL-6、IL-8、IL-10、IL-18和IL-33等常提示高分级、深度浸润等不良预后特征。这些可以作为胰腺损伤的刺激因素。大直径或晚期胃肿瘤或有血管神经侵犯者血浆IL-8、IL-10、TGF-β₁、TNF-α、IL-1β水平存在明显差异，这些因子水平同样与循环免疫细胞计数具一致性。在炎症诱导下，胰腺组织NF-κB、PKCδ/PKCε等通路可被快速激活，进一步上调TNF、IL6、IL1β、一氧化氮合酶、ICAM1、CCL2的表达，参与单核-粒细胞系统的活化以及淋巴细胞招募，从而调控胰腺组织细胞免疫损伤，与胰腺炎进展直接相关。

（二）胃肿瘤治疗相关胰腺损伤及机制

1.化疗药物

对复发转移、失去手术根治机会的胃癌患者，目前主要采取全身药物治疗为主的整合治疗，以铂类药物（顺铂或奥沙利铂）或紫杉醇类药物与氟尿嘧啶类药物（5-FU、卡培他滨、替吉奥）联合治疗为传统化疗药物的一线方案。病例研究发现，顺铂、紫杉醇、5-FU及卡培他滨均可诱发胰腺损伤。

血管内皮生长因子-血管内皮生长因子受体通路（VEGF-VEGFR）的靶向药物——雷莫卢单抗、甲磺酸阿帕替尼逐步被国内外批准为晚期胃癌三线或三线以上治疗药物。VEGFR抑制剂及其酪氨酸激酶抑制剂均有引发胰腺炎风险。

化疗药物给药前后常伴其他药物或治疗手段，因此难以排除可能导致急性胰腺炎的其他病因，同时由于伦理问题，缺乏再次给药后出现临床表现及胰酶升高（即激发试验阳性）的记录，故胰腺损伤机制尚未清楚。一般而言，药物性胰腺炎（DIP）发病机制可分为药物直接毒性和特异质反应（idiosyncratic reaction）。与肝脏类似，在胰腺内外分泌细胞中均存在影响药物代谢的酶，例如NADPH还原酶和细胞色素P450催化的混合功能氧化还原酶，因此，哺乳动物胰腺也可转化药物和外源性物质，会受到活性代谢产物直接毒性损伤，表现出剂量相关性。例如过量使用红霉素可能导致Oddi括约肌痉挛，胆道内压力增高以至超过胰管内压，使胆汁反流至胰管，激活胰酶引发DIP。直接毒性药物还包括对乙酰氨基酚和卡马西平。而多数DIP与药物剂量无关，因此常认为大多数DIP是由特异质反应所致，即以正常剂量使用药物中出现的不可预测的反应。特异质反应的可能机制有以下几方面：①免疫介导的过敏反应，如硫唑嘌呤等药物可介导胰腺充血、水肿等过敏反应，释放组胺等炎症介质，激活胰酶，从而引发DIP。②罕见非免疫介导的个体易感性，与代谢通路的遗传差异有关。③脱靶的药理学作用，即药物直接与靶器官外的其他系统相作用，如细胞毒性药物可对靶点以外的蛋白质合成代谢的主要器官（如胰腺、肝脏和肾脏）造成较强的毒性作用，如L-天冬氨酸酶、紫杉醇等，可造成胰酶异常激活、胰腺实质发生凝固性坏死、溶血、脂肪组织坏死以及胰腺分化功能障碍等。此外，药物继发的毒性代谢产物蓄积、微循环障碍造成的胰腺缺血、胆道系统疾病、高钙血症、高脂血症、胰液黏度增加、胰管堵塞等也可能与DIP发病密切相关。

2.放射治疗

目前，放疗多与化疗一同作为胃癌切除术前后的辅助疗法，以改善肿瘤局部控制率，降低术前分期，提高手术切除率，弥补外科手术对淋巴结清除范围不足。对失去手术机会的患者，也作为传统或靶向化疗的辅助疗法，延长生存期。近年，随着放疗为胃癌手术辅助疗法的推广，腹部放疗对胰腺辐射毒性风险获得了重视：接受辅助放疗患者的胰腺平均体积比对照组明显缩小，并且一定程度上丧失功能。在胃癌辅助放疗中，胰腺吸收的平均放射剂量范围为 32~48 Gy，平均值为 44 Gy。80% 患者胰腺在吸收剂量超过 44.5 Gy 后体积缩小；放疗总剂量达 45 Gy 可致亚临床胰腺功能不全（低胰蛋白酶血症和低淀粉酶血症）。

NCCN 和 ESMO 指南推荐围术期放化疗，治疗期间易引发放射线诱导的胰腺外分泌功能下降。接受胃癌放疗后 6 个月至 1 年时间内，胰腺淀粉酶水平下降 20%，脂肪酶下降 48%。此外，Gemici 发现，接受放疗后患者胰腺体积明显缩小，胰岛素水平也出现下降。但上述研究所体现的胰腺外分泌功能下降并未达到胰腺损伤程度，标准剂量下放疗不会导致胰腺严重受损。放疗后 1500 天内胰腺功能逐渐恢复，酶分泌迅速增加，说明胰腺对放射线有相当耐受性。

胰腺几乎完全位于胃癌辅助放疗辐射区内。放疗通过电离释放自由基破坏癌细胞和周围组织器官细胞的 DNA 和细胞内成分，使癌细胞和正常细胞死亡、凋亡，并可能引发细胞因子介导的免疫级联反应，造成多器官炎症和损伤。在胃癌放疗受损胰腺中观察到腺泡细胞坏死、导管细胞轻度损伤、小管萎缩、血管病变以及整个胰腺迟发弥漫性纤维化。同时，胃癌放疗也会影响胰腺内分泌功能，总放射超过10 Gy可引发糖尿病。

3.介入治疗

胃癌介入治疗包括动脉灌注使局部肿瘤组织接受高浓度化疗药物，以增加局部杀伤肿瘤，起到靶向作用。必要时再给予栓塞剂，选择性阻断肿瘤局部的供血动脉，使血供减少，进一步控制肿瘤生长。还可选择性将导管留置供应肿瘤动脉血管，并将导管与埋置于皮下药盒连接，进行长期序贯化疗。有文献报道，经导管动脉化疗栓塞（transcatheter arterial chemoembolization，TACE）术后出现的罕见急性胰腺炎并发症，可能与患者动脉解剖结构异常有关。操作中给药量过大会致靶动脉中血液瘀滞，增加栓塞物质回流，从而导致非靶栓塞胰腺供血动脉，引发胰腺炎。

4.免疫治疗

免疫检查点抑制剂通过促进人体细胞免疫，恢复T细胞活性以清除癌细胞。晚期胃癌三线治疗困难，针对程序性死亡受体-1（programmed cell death-1，PD-1）的纳武单抗（Nivolumab）和派姆单抗（Pembrolizumab）应运而生，为延长晚期胃癌生存时间提供了希望。然而，随着免疫检查点抑制剂新药临床试验展开，诱发的免疫相关不良事件（immune related adverse events，irAEs）也不断发生，影响86%~96%接受免疫疗法的患者，涉及全身器官，其中包括胰腺内外分泌部损伤。

免疫检查点抑制剂治疗胃癌引发胰腺损伤案例较少。在接受肿瘤免疫疗法患者中，约2.7%（211/7702）发生无症状脂肪酶升高，1.9%（150/7702）发生2级轻型胰腺炎，无胰腺炎致死案例；在接受PD-1抗体疗法的患者中，有0.94%受到胰腺损伤。因免疫检查点抑制剂引发的急性胰腺炎患者中，有后续或继发慢性胰腺炎、1型糖尿病或胰腺外分泌功能不全等慢性胰腺损伤。同时，有队列研究表明，免疫疗法导致胰腺内分泌部损伤的发生与外分泌部损伤并不完全相关，免疫检查点抑制剂可能对胰岛有特异毒性。免疫检查点抑制剂导致免疫相关性胰腺炎的病理生理学机制目前尚不清楚，值得注意的是，胰腺中特有的CD8+组织驻留记忆T细胞表达高水平的PD-1，同时胰腺中巨噬细胞通过表达PD-L1与其相互作用，调节胰腺组织驻留记忆T细胞稳态，从而维持组织免疫稳态。因此，免疫检查点抑制剂可能通过干扰PD-1/PD-L1通路，影响胰腺巨噬细胞和组织驻留记忆T细胞相互作用，导致胰腺局部免疫失调。

5.手术治疗

胃癌手术治疗包括经内镜、腹腔镜或开腹术切除肿瘤病灶，相应区域淋巴结清扫和消化道重建。术后并发的急性胰腺炎或胰瘘虽不常见——胰腺损伤的总发病率为1.07%（79/7336），急性胰腺炎发病率0.56%，胰瘘发病率1.39%，低于吻合口漏或狭窄、腔内出血或肺部并发症。但由于发病急、进展快，后果严重，是胃癌术后并发症致死的重要原因之一。随着外科手术技术进步，胃切除手术并发胰腺损伤的发病率显著下降，同时又有统计表明，相比传统切除术，经腹腔镜胃切除术带来胰腺损伤风险显著上升。

胃癌手术治疗引发胰腺损伤的可能原因有：①局部缺血。术中结扎胃十二指肠动脉和胰十二指肠上动脉或造成腹腔干和脾动脉的栓塞均可能造成胰腺缺血诱发胰腺炎。②术中创伤。肿瘤切除术网膜外或系膜外剥离及淋巴结清扫过程均围绕胰腺表面或上下缘进行，易致胰腺实质损伤，包括在离断十二指肠前从胰腺游离十二指肠，淋巴结（特别是第6、8、11、13和16组淋巴结）切除术时剥离，无意中将胰腺缝合在十二指肠残端，或过度损伤Oddi括约肌。同时，超声手术刀造成的额外热损伤可能是腹腔镜手术并发胰腺损伤概率更高的原因。③术后水肿及其他局部炎症反应。如术后不可避免的长时间血管痉挛，也会产生胰腺损伤风险。实际上，胃癌切除术后胰腺损伤，可能是多种因素共同作用的结果。

胃癌胃切除术后可出现胰腺萎缩。有研究表明，胃癌行全胃切除术的患者术后5年胰腺萎缩发生率明显高于行远端胃切除术者。接受远端胃切除术患者中，行Roux-en-Y重建者胰腺萎缩发生率高于行Billroth-I重建者。这可能与胃切除术后胰腺受到刺激减少，导致胰腺外分泌功能下降有关。

二、胃肿瘤相关胰腺疾病

胰腺作为恶性肿瘤转移的靶器官很罕见，据文献统计，转移肿瘤在胰腺肿瘤中约占2%。最常见胰腺转移瘤为肾细胞癌、肺癌、结肠癌、黑色素瘤和乳腺癌，胃癌转移到胰腺少见，病例报道不多。胃肿瘤转移性胰腺癌位于胰头部时，增生肿块可使胆管阻塞，随后出现黄疸；或使胰管阻塞，进而导致胰体尾部萎缩，主胰管呈串珠状改变。但上述情况报道不多，可能是原发瘤细胞通过血行或淋巴道转移到胰腺，并非起源于胰腺管上皮，也不浸润胆总管壁，仅肿瘤较大时产生压迫症状。胃癌发生胰腺转移的机制可能是：化疗药物以某种方式改变了肿瘤疾病的生物学进展模式，导致了部分非典型器官和部位转移。胃癌细胞某些分子或基因改变，致其对胰腺实质亲和力升高。

（一）急性胰腺炎

胃肿瘤相关急性胰腺炎分为治疗相关及非治疗相关。胃癌胃切除术后急性胰腺炎总发生率约0.56%。术后胰腺炎可能原因是：①手术造成的血管损伤及局部血供不足，如术中胰十二指肠上动脉的结扎引起的供血不足，以及术后血管痉挛；②切除及重建局部结构过程中造成的操作性损伤及热损伤。其中，微创手术引起急性胰腺炎发生率显著高于开放式手术。

胃肿瘤引起的非治疗相关急性胰腺炎的可能机制为：①肿瘤局部侵犯、压迫、转移或局部淋巴结受累所致的胰管阻塞、断裂，胰酶排出受阻；②肿瘤浸润破坏或压迫胰腺血管所致供血不足。胃肿瘤所致急性胰腺炎与其他病因所致急性胰腺炎临床特点非常相似，实验室检查方面也较难区分，因此需借助影像学检查明确是否有胰腺或胰周肿物，并需病理诊断提示肿瘤原发于胃部。

（二）慢性胰腺炎

胃肿瘤直接导致慢性胰腺炎未见文献报道，但慢性胰腺炎可由急性胰腺炎反复发作而产生。

（三）自身免疫性胰腺炎

自身免疫性胰腺炎（AIP）是以无痛性梗阻性黄疸和胰腺肿物为突出表现的胰腺慢性纤维化炎性疾病，可伴其余脏器受累。目前已有研究显示，AIP是肿瘤的危险因素，约20%AIP伴随肿瘤，其中，AIP诊断第一年发生肿瘤的风险最高，包括胰腺肿瘤及胰腺外肿瘤，对于胰腺外肿瘤，胃癌是最常见的（发生率约1.3%）。

此外，AIP也可能是继发于肿瘤的表现。研究显示约3.7%患者在诊断AIP前或诊断同时确诊存在肿瘤。机制尚不清楚，目前认为可能与副瘤综合征有关。部分早期胃癌合并AIP，胃癌经内镜治疗后，AIP未使用激素治疗自行好转。

（四）胰腺外分泌功能不全

胃肿瘤治疗如手术、免疫治疗及放疗等可造成胰腺外分泌功能不全（PEI）。此外，胃肿瘤累及胰腺可引起胰管阻塞，并可引起胰腺纤维化而致胰腺实质减少，进而引起胰腺外分泌功能受损，甚至功能不全。胃泌素瘤可因产生过量胃酸，导致胰酶腔内失活增加，出现PEI表现。此外，使用生长抑素类似物治疗胃肠道神经内分泌瘤时，因可抑制胰酶分泌，也可出现PEI表现。这种情况下，PEI的腹泻易被误诊为神经内分泌瘤的类癌综合征。研究显示，20%~38%接受生长抑素类似物治疗的神经内分泌瘤患者发展为PEI。因此，当神经内分泌瘤腹泻症状控制不佳时，需谨慎加量生长抑素类似物的剂量。同时应行吸收不良相关检查，并可尝试加用胰酶补充剂。

（五）其他

胃癌可经直接侵犯及淋巴转移等途径累及胰腺，来自日本人群研究显示，约20%胰腺继发肿瘤源于胃癌。此外，目前有胃癌累及胰腺并以胰腺脂膜炎为首要表现病例报道，机制尚不清楚。

三、胃肿瘤相关胰腺损伤的诊断和鉴别诊断

（一）诊断

1.症状

原发肿瘤的症状：常见上腹部疼痛或不适、早饱感、食欲减退、消瘦等，也可无任何表现。若原发肿瘤导致幽门梗阻，可出现恶心、呕吐。溃疡型胃癌发生出

血，可有呕血和（或）黑便。若转移至腹膜出现腹水，可表现为腹胀、腹围增加。胃切除术后并发术后胰瘘者可表现为腹腔引流液量增大，严重者可并发腹腔感染、腹腔出血、脓毒血症等。

胰腺受累时的表现：如与体位相关的中上腹痛伴放射痛。当胆总管受累时，可表现为黄疸。胰腺内、外分泌功能受损时，可出现胰源性糖尿病、脂肪泻、消化不良等症状。少数患者可出现急性胰腺炎症状。

2.体征

患者可无明显体征，部分可出现上腹部肿块及淋巴结肿大、肝大、腹水等转移征象。胰腺受累可出现黄疸、中上腹压痛、消瘦。少数合并副癌综合征，可表现为黑棘皮病、皮肌炎等。

3.实验室检查

（1）血液、尿液、粪便检查

早期可无异常结果。部分患者可出现血、尿淀粉酶和脂肪酶升高。当出现急性胰腺炎时，除胰酶异常，还可出现血清钙降低、血细胞比容升高等。若有黄疸，可出现血结合胆红素、血清碱性磷酸酶、γ-谷氨酰转肽酶升高，天门冬氨酸转氨酶、丙氨酸转氨酶也可出现异常；尿液颜色呈浓茶色，尿胆红素升高；粪便颜色变浅等。

（2）肿瘤标志物及分子标志物

目前尚无特异血清学肿瘤标志物用于诊断胃肿瘤和（或）胰腺受累，其中CEA、CA199、CA724、CA242等肿瘤指标常用于辅助诊断。由于单一肿瘤指标灵敏度及特异度均不高，常需联合检测多种肿瘤指标提高诊断率。血清分子标志物（如蛋白抗原、ctDNA和miRNA等）通过特异性监测肿瘤或转移灶释放到血液中肿瘤细胞或ctDNA碎片，展现对消化道肿瘤的诊断价值。目前，可联合多种分子标志物和肿瘤指标，提高诊断准确度。

（3）胰腺功能受损

PEI检测分为直接检测和间接检测。促胰液素-缩胆囊素试验可直接检测胰液分泌情况，但因操作复杂、为侵入性操作，临床开展较少。间接检测包括粪脂检测法、粪便弹性蛋白酶-1（FE-1）检测法、^{13}C-甘油三酯呼气试验、血/尿苯甲酸-酪氨酸-对氨基苯甲酸（BT-PABA）试验等，但只有胰腺功能严重受损时才可能出现阳性结果，诊断及推广价值有限。胰腺内分泌功能不全可出现血糖升高或糖耐量异常，可伴糖化血红蛋白、血浆胰岛素及C肽指标改变。

（4）影像学检查

1）腹部超声：一般用于初筛检查，可发现直径大于2 cm占位病灶、胰腺及胰管形态异常。但受周围组织影响较大，敏感性和特异性较低。

2）CT：是诊断胰腺相关疾病的首选检查，能显示胰腺实质、胰管及胰周异常，以及与周围组织关系，用于判断胃癌是否侵犯胰腺和是否有其他相关胰腺疾病。

3）MRI和MRCP：MRI诊断价值与CT相似。MRCP是非侵入性显示胰胆管病变的首选方式。

4）PET/CT：能发现胰腺转移性病灶，在评估全身转移情况方面有优势。

（5）内镜检查

1）超声内镜（EUS）及其相关技术：EUS对胰腺占位诊断的敏感性和特异性均高于腹部超声及CT，敏感度可达90%以上。超声内镜引导下细针穿刺/活检术（EUS-FNA/FNB）可对病灶进行组织活检，明确性质。造影增强EUS（CE-EUS）和EUS-弹性成像（EUS-E）有助于鉴别病灶良恶性，为组织活检提供指导。

2）ERCP：ERCP可显示胰胆管结构，与EUS配合能提高胰腺占位诊断准确率及微小病灶检出率。其为有创性检查，故病史典型，CT、MRCP或EUS明确者无须进行。

（二）鉴别诊断

应与急性胰腺炎、慢性胰腺炎、AIP、胰腺囊性疾病、胰腺癌和胰腺神经内分泌瘤等相鉴别。

四、胃肿瘤相关胰腺损伤的治疗

（一）内科治疗

针对胃肿瘤相关性胰腺炎治疗分两部分：①针对胰腺炎的治疗，与其他病因所致胰腺炎治疗原则基本一致，包括补液、镇痛、抗炎及肠内营养支持等。病情严重者需收入ICU行器官功能支持。由化疗药物或免疫治疗用药所致胰腺炎者，应停用相关药物。②针对胃肿瘤原发病治疗，可考虑化疗及联合靶向药物治疗等。合并AIP的胃肿瘤可能需要应用糖皮质激素治疗。出现PEI的胃肿瘤患者，应积极补充胰酶。

对失去手术机会的胰腺转移瘤，采取局部放疗联合化疗或腹腔热疗，也能提高生存质量和延长生存时间。胃肿瘤胰腺转移者常伴有局部淋巴结转移，可行局部病灶放疗联合腹腔或全身化疗，化疗以奥沙利铂联合氟尿嘧啶为主。如伴有胆管梗阻无法手术者行经皮经肝胆管内支架置入术，待黄疸和肝功能好转后行放化疗；对伴有腹水者可采用腹腔灌注化疗及热疗。

（二）外科治疗

胃癌胰腺转移属肿瘤晚期，应根据原发肿瘤的生物学特性选择不同模式的整合治疗。胰腺转移癌患者是否采取手术治疗意见尚不统一，但只有在原发肿瘤得到控制前提下，行胰腺转移瘤切除术才有意义。胰腺转移灶切除可明显缓解症状并能延长生存时间。但总切除率低，且同期切除原发肿瘤和胰腺转移瘤手术风险高。故应行分期手术切除，并在围术期配合系统化综合治疗。

对胃肿瘤侵犯胰腺所致胰腺炎，经新辅助治疗后若能获得根治性切除机会，应争取手术治疗。对合并各类局部并发症的胰腺炎，可根据病情需要选择经皮引流、内镜引流及手术清创引流。

（三）术后胰瘘

胃癌术后胰瘘常与局部胰腺组织及副胰管损伤相关，主胰管损伤极为罕见。因此，胃癌根治术后胰瘘多为隐性低流量性瘘，非手术整合治疗常获满意疗效。

目前主要根据胰瘘分级采取相应治疗措施，以防止胰液积聚引起感染、腐蚀血管发生大出血等严重后果。A级胰瘘一般采取持续腹腔引流，经充分引流后多可自愈，但应密切监测引流液淀粉酶含量变化。B级胰瘘需充分重视腹腔引流通畅性，如引流不充分应及时调整或重新放置引流管，必要时通过介入超声或CT引导下穿刺引流；合并感染症状者可针对性用抗生素；多数患者可带管出院。C级胰瘘可威胁生命，并发严重腹腔出血和感染，治疗须更积极。除上述治疗措施外，合并腹腔出血时可介入栓塞止血，必要时可二次手术，视术中情况采取处理措施。

五、预防和康复

熟悉各类控瘤药物对胰腺的潜在副作用，尽可能选择毒副作用较小的治疗手段。治疗过程中密切监测患者症状，疑有胰腺损伤者需及时检测血淀粉酶及影像学检查，力争早发现、早治疗，将胰腺损伤控制在最小范围。有学者提出采用胰腺非接触式胃切除术治疗胃癌可预防术后胰腺相关并发症。在手术中，通过无压迫牵拉连接胰腺下缘的组织构建胰上术野，以防止对胰腺本身的挤压、损伤，可显著降低术后腹腔引流液中淀粉酶含量，减少术后严重并发症发生率。

晚期胃癌患者以往推荐扩大淋巴结切除术，需要联合切除脾脏或胰腺。有研究发现，这会增加术后并发症和死亡率，尤其是术后胰瘘发病率会大大增加。随机对照试验表明，接受脾脏和胰腺保留扩大淋巴结切除术的胃切除术，长期生存率无差异。因此，在胃癌根治术中联合脾切除和（或）远端胰腺切除是否能使患者受益仍是未知数。未来需要进一步进行多中心、大样本随机对照研究来制定标准，筛选适宜于联合脾切除和（或）远端胰腺切除的晚期胃癌患者，避免不必要手术创伤。

胰周充分引流是防治术后胰瘘的关键。术中放置引流管位置必须恰当，术后应检查引流管是否通畅。术式选择也会影响胰瘘风险。赵华洲等研究发现，淋巴结清扫数目是腹腔镜胃癌根治术术后胰瘘的危险因素，且胃癌 D2 根治术比 D1 根治术的术后胰瘘风险更高。因此应该合理掌握淋巴结清扫范围不宜无限扩大化。进行腹腔镜胃切除术必须用腔镜器械且无法感觉到胰腺，因此在处理胰腺时需格外小心。尤其对肥胖症或胰腺包绕脾血管者，胰腺上缘区域的显露尤为困难。部分淋巴结侵犯胰腺，清扫时要小心谨慎，避免不必要的胰腺损伤。

第五章

肝肿瘤相关胰腺损伤

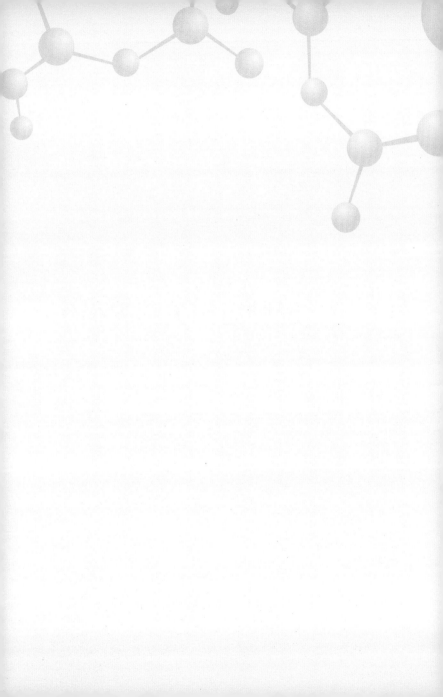

一、肝肿瘤相关胰腺损伤及机制

（一）肝肿瘤对胰腺的损伤机制

肝肿瘤是指发生在肝脏的肿瘤性病变。根据生长特征及其对人体的影响和危害，可分成良性和恶性肝肿瘤。肝良性肿瘤中最常见的是肝血管瘤，是由于血管扩张所致的血管畸形病变。肝血管瘤为先天性，不会发生恶变，主要为局部压迫作用，一般对机体影响较小。其他肝良性肿瘤还包括肝细胞腺瘤、肝管细胞腺瘤、错构瘤。肝恶性肿瘤即肝癌，亦指"原发性肝癌"，主要包括肝细胞癌（HCC）、胆管细胞癌（ICC）及混合细胞癌，其中 HCC 占 75%~85%、ICC 占 10%~15%。肝恶性肿瘤除局部压迫外，常破坏和浸润邻近器官、组织，引起坏死溃破、出血、感染及远处转移，严重危及生命。肝肿瘤也可引起胰腺损伤，可能的机制如下。

1）肝癌可转移至胰腺造成转移性胰腺癌，继而引起胰腺损伤。原发性肝癌肝外转移临床上以血行转移最常见。肝癌患者尸检表明，肝外转移发生率为 64%，转移部位有肝内、肺、肾上腺、骨等。虽然原发性肝癌胰腺转移罕见，但仍有相关报道，如原发性肝癌伴胰腺体尾部转移病例。

2）肝癌的瘤细胞生长可能会影响胰腺血流灌注，进而损害胰腺内外分泌功能。绝大部分原发性肝癌的显著特征是富血管性。新生血管是肿瘤快速生长的物质和形态学基础，肝癌等实体瘤生长及转移有赖于新生血管形成。后者会影响到周围脏器的血流灌注进而影响其功能。原发性肝癌存在与胰腺同源的供血动脉，肝癌血流变化易致胰腺供血再分布和非对称性分布，胰腺灌注不足直接影响胰腺实质功能状态，可致胰腺形态和功能改变。

3）肝癌侵犯胆管可继发多种并发症，如梗阻性黄疸、胆道出血、胆道感染等，致使胆总管下段阻塞造成胰腺损伤。其中，胆道出血是肝癌主要并发症之一，占5%~6%，当肝癌呈浸润性生长长入肝内胆管，且发生破溃出血时，血液可流入胆管；肝癌侵及肝内大血管及肝内胆管时，会形成血管-胆管瘘，从而引起胆道大出血。当出现大量胆汁出血，出血速率超过胆汁固有纤溶能力时，血凝块产生，继而引发急性胰腺炎，其机制类似于胆源性胰腺炎。目前已有多例原发性肝癌合并胆道出血致急性胰腺炎的病例报道。

4）原发性肝癌在发生、发展中易侵犯脉管系统，形成癌栓，其中胆管癌栓（bile duct tumor thrombus，BDTT）在临床上较少见，在尸检和手术切除标本中胆管癌栓占2%~9%。肝癌合并胆管癌栓无特异症状，一般有右上腹不适、腹痛、发热、黄疸，诊断与胆管癌、壶腹癌及胆道结石难以鉴别。胆管癌栓可继发多种并发症，如梗阻性黄疸、胆道出血、胆道感染等。肝癌侵犯胆管形成癌栓主要有以下途径：肿瘤直接浸润肝内胆管；癌细胞侵入静脉或淋巴管，逆行侵入胆管；癌细胞沿神经末梢间隙侵入胆管等。原发性肝癌伴胆管癌栓可根据上述临床特点，并结合B超、CT、MRI/MRCP以及ERCP检查结果进行诊断。当癌栓脱落时，继发胆道梗阻，尤其是胆总管下段梗阻会导致胆汁与胰液的逆流，造成胰腺腺泡破裂，胰酶激活而发生急性胰腺炎。

5）肝癌异位内分泌引起的胰腺损伤。原发性肝癌常合并内分泌相关的临床症状，以高血钙和低血糖最多见，即所谓"伴癌综合征"或"旁癌综合征"。据统计3%~40%的原发性肝癌合并高血钙。高血钙发生原因可能与肝癌分泌副甲状腺类激素因子、前列腺素、破骨细胞活性因子等一种或多种引起高血钙的因子有关。高血钙会加重细胞膜通透性，促使胞外钙离子进一步内流从而过分激活钙离子依赖性磷脂酶 A2（PLA2），PLA2 可降解膜磷脂生成具有生物活性的溶血卵磷脂，引起膜结构排列紊乱和功能障碍，一旦溶酶体膜受损或破裂可释放出组织蛋白酶 Cathepsin B，后者能直接激活胰蛋白酶原，该酶再激活其他酶原引起细胞自身消化，导致急性胰腺炎发生。临床上部分原发性肝癌患者还可合并低血糖，低血糖是原发性肝癌最常见的伴癌综合征。文献报道其发生率可达 10%~30%。原发性肝癌伴低血糖可能机制为：①异位产生胰岛素；②产生胰岛素样活性物质；③产生促进胰岛素释放因子；④抗胰岛素激素受抑制；⑤肿瘤消耗大量葡萄糖；⑥糖原枯竭；⑦肝新生糖原发生障碍；⑧肝癌细胞内产生胰岛素活性肽类，从而导致自发性低血糖症。有文献指出高胰岛素血症的循环最终会导致胰腺细胞氧化和死亡。此外，由氧化应激诱导的胰腺细胞死亡可通过胰岛素来增强。因此，由于胰腺细胞氧化应激，胰岛素水平长期升高可能引发细胞凋亡和细胞死亡诱导机制。

6）原发性肝癌很多情况下是由慢性肝脏疾病、肝硬化发展而来，长期慢性肝损害会导致胆汁淤积，从而导致胆石症发生。胆石症是胆源性胰腺炎最常见病因，目前主要认为胆囊或胆管结石下移嵌顿于Vater壶腹部，Oddi括约肌痉挛、充血水肿，导致胆胰管共同通道阻塞，胆汁反流，胰管压力升高，激活胰蛋白酶，引发胰腺自身消化，同时炎症介质大量释放，激发机体炎症反应，导致急性胰腺炎。

（二）肝肿瘤治疗相关对胰腺损伤及机制

（1）化学治疗

许多化疗药物可引起急性胰腺炎，包括5-氟尿嘧啶、吉西他滨、卡培他滨、顺铂、阿霉素、雌孕激素、异环磷酰胺、伊马替尼、甲氨蝶呤、奥沙利铂、紫杉醇、他莫昔芬、沙利度胺、曲妥珠单抗、长春花碱和长春瑞滨。有研究报道，6例与奥沙利铂相关急性胰腺炎，奥沙利铂停药后，患者症状和体征均得到缓解，血清淀粉酶和脂肪酶水平均下降。药物性胰腺炎发病机制与药物的直接毒性作用、过敏反应及特异体质反应相关。多数药物造成的胰腺损伤是因细胞毒性药物所致，其可对蛋白质合成的主要器官肝脏产生较强的毒性作用。同时，其细胞毒性作用还可引起胰腺实质发生凝固性坏死、溶血，胰腺分化功能障碍及脂肪组织坏死等。此外，药物继发的胰腺微循环障碍、胆系疾病、高脂血症、胰管堵塞和毒性代谢产物蓄积等也可能与药物性胰腺炎的发病密切相关。药物（如吉西他滨）可引起高甘油三酯血症，进而导致急性胰腺炎。胰脂肪酶可将甘油三酯（TG）分解为甘油和游离脂肪酸（FFA），当代谢生成的FFA超过了清蛋白的结合能力，将造成FFA过剩，即为急性胰腺炎的发生提供了物质基础。发病机制包括：①FFA对胰腺腺泡和血管内皮细胞的直接细胞毒作用；②高浓度的FFA及TG增加了血液黏稠度，使胰腺血液循环受阻；③由于FFA的大量存在，可诱发酸中毒，激活胰蛋白酶原，导致胰腺自身消化。化疗药物也可引起高钙血症，进而导致急性胰腺炎。当血钙含量过高时，可能通过以下几种途径引起胰腺损伤：①可致胰酶过度活化，导致胰腺自身消耗增强；②促进氧自由基产生；③促进炎症介质释放；④促进磷脂酶A2（PLA2）过度激活，促进血小板活化因子（PAF）及血栓素A2（TXA2）产生，导致微循环障碍。

（2）靶向治疗

索拉非尼是一种针对多种酪氨酸激酶受体的抑制剂，包括血小板衍生生长因子受体（PDGFR）和血管内皮生长因子受体-2（VEGFR-2）。这些通路在细胞增殖和凋亡、血管生成和转移中发挥重要作用。索拉非尼通过抑制这些受体途径，减缓肝肿瘤生长和延缓疾病进展。索拉非尼现被批准用于晚期肝癌的一线治疗。与索拉非尼相关的副作用包括腹泻、高血压、手足皮肤反应和疲劳。然而，多例文献报道过索拉非尼相关性胰腺炎。索拉非尼是一种具有抗增殖和抗血管生成活性的多激酶抑制剂。其诱导胰腺炎的机制可能与药物（抗血管内皮生长因子）的抗血管生成作用导致胰腺缺血有关。其他可能机制包括化学诱导的血管收缩、血管壁直接损伤、血管内凝血和内皮通透性增加。因此对有腹痛表现服用索拉非尼患者，应考虑胰腺炎发生可能，一旦诊断为胰腺炎，应立即停药。约55%的患者在控制不良事件后可能能够重新开始治疗，但大多数报道一致认为，如再次发生胰腺炎或疾病进展到Child-Pugh C期或BCLC D期，建议停止治疗。

（3）免疫治疗

肝肿瘤免疫治疗旨在激活人体免疫系统，依靠自身免疫功能杀灭癌细胞和肿瘤组织。免疫检查点抑制剂通过阻断细胞毒性T淋巴细胞相关抗原4、抑制程序性细胞死亡蛋白-1（PD-1）或程序性死亡配体1（PD-L1）

对T细胞活化和增殖，恢复T细胞对肝肿瘤的杀伤功能，从而消除肿瘤。免疫治疗使恶性肿瘤患者广泛受益的同时，还非特异性激活免疫系统引起相应器官出现炎症反应，称之为免疫相关性不良反应，如免疫相关结肠炎、AP、糖尿病等。免疫相关性AP常表现为腹痛伴发热，血、尿淀粉酶升高，血脂肪酶升高，有些患者早期症状可能只有脂肪酶和淀粉酶升高，部分活动性胰腺炎并无影像学表现，这造成部分病例诊断相对困难。有报道1例晚期肝细胞肝癌应用帕博利珠单抗（可瑞达）后出现AP，在PD-1抑制剂应用第16周出现典型的AP表现，予常规AP治疗后效果欠佳，应用激素后胰腺炎得到有效控制。免疫检查点抑制剂引起自身免疫性糖尿病常以糖尿病酮症酸中毒为首发症状，类似于1型糖尿病，MRI显示胰腺萎缩，胰岛功能大大受到破坏。免疫相关性不良反应发生机制可能为：免疫治疗导致T细胞无限制激活破坏机体免疫耐受状态，导致免疫相关性不良反应。

（4）放射治疗

放疗作为肝癌综合治疗的重要手段之一，主要适用于肝功能差不能手术切除患者，尤其针对肝外转移病灶，多属于姑息性治疗手段。在肝癌放疗中，放射野设计很重要，原则上要充分利用正常肝组织具有很强再生能力的特点，在设计放射野时务必保留一部分正常肝组织不受放射，在大部分肝脏受放射损伤时这部分正常肝能得到再生；且放射剂量设置应尽量减轻周围组织损伤，如胰腺等。一项动物实验报道，当胰腺接受大剂量放疗时，会导致胰腺组织损伤，且损伤程度与放疗剂量呈剂量依赖性。主要病理改变为胰腺组织损伤和炎症反应。组织损伤表现为组织细胞变性、坏死和凋亡。炎症反应表现为炎细胞浸润。然而，肝癌放疗导致人胰腺损伤未见报道。一项针对肝细胞癌淋巴结转移进行的^{125}I近距离放疗临床研究发现，22例接受治疗的患者，有3例出现轻型胰腺炎，主要表现为放疗后血清淀粉酶水平变化。其余肝癌放疗相关胰腺损伤未见报道。

（5）介入治疗

介入治疗包括给予化疗药物，使局部肿瘤组织接受高浓度的化疗药物，以期达到局部杀伤肿瘤，起到靶向作用。必要时再给予栓塞剂，栓塞局部肿瘤供血动脉，使肿瘤血供减少，控制肿瘤生长。还可对一些小的转移病灶进行杀灭。经导管动脉化学治疗栓塞术（TACE）

是将导管选择性或超选择性插入到肿瘤供血靶动脉后，以适当速度注入适量栓塞剂，使靶动脉闭塞，引起肿瘤组织缺血坏死。使用抗癌药物或药物联合微粒、微球进行栓塞可起到化疗性栓塞作用。TACE是不能切除原发性肝癌主要治疗方法之一，疗效肯定，部分患者可获二期切除。但有时也会出现周围组织损伤，例如胰腺损伤。TACE可致多种并发症，包括栓塞后综合征、发热、肝内胆汁肿、胆囊炎、脾梗死、胃肠道黏膜病变、多发性肝内动脉瘤、急性胰腺炎，其中急性胰腺炎发生率在1.7%（急性临床显性胰腺炎）至40%（生物性胰腺炎）之间。一项针对在同一中心行肝动脉化疗栓塞术的1632例肝细胞癌患者回顾性分析显示，化疗栓塞术后发生急性胰腺炎7例（0.4%），其中6例行阿霉素化疗栓塞术，1例行顺铂化疗栓塞术。对重复手术、大量注射栓塞剂和非选择性TACE患者，需预防TACE后急性胰腺炎发生。介入治疗导致胰腺损伤的机制可能如下：①化疗药物本身对胰腺损伤；②化疗药碘油乳剂有时可随血流循环进入一些肝胆以外的重要器官，如胰腺，形成异位栓塞，并诱发缺血、缺氧、水肿、坏死而致急性胰腺炎。

（6）射频消融

肝癌射频消融术疗效佳、并发症少，成为临床上根治小肝癌手段之一。肝癌射频消融术后并发症发生率为0%~12%，主要有感染、消化道出血、腹腔内出血、肿瘤种植、肝衰竭和肠穿孔等。虽然临床上术后并发急性胰腺炎较罕见，但仍有相关报道。患者临床表现为在行肝癌射频消融术后，出现突发右上腹部剧烈疼痛，实验室检查血、尿淀粉酶升高，腹部CT显示：胰腺边缘毛糙、周围脂肪间隙模糊，腹腔、腹膜后渗出性改变，可诊断为急性胰腺炎。肝癌射频消融术后并发急性胰腺炎的发病机制尚不明确，可能与手术刺激和胆道结石等因素有关。

（7）手术治疗

肝移植是肝癌根治性治疗的重要手段之一，不仅可根除肿瘤病灶及硬化病肝，又可避免肝切除术后肝功能不足相关并发症。因此，肝移植治疗伴肝硬化的肝癌及不可切除肝癌具有明显优势。急性胰腺炎是肝移植术后的严重并发症之一，发病率相对较低（1.5%~3.6%），但死亡率高达50%~80%。其病因多认为是由于术中操作和缺血所致。肝移植后的胰腺损伤报道较少，仅有1例成人对成人活体供肝移植后的 AP 病例。肝移植过程中会对胰周组织进行一定程度的操作和损伤，而广泛的胰周剥离和直接的胰腺损伤都被证明是导致肝移植后 AP 的原因。此外，感染也与肝移植后急性胰腺炎发生有关。肝癌肝切除术引发急性胰腺炎病例很少。扩大淋巴清扫和 Pringle 手法引起长时间缺血可能是肝切除术后急性胰腺炎的原因，但肝切除术后急性胰腺炎的确切原因尚不清楚。Sophie 等报道 3 例肝切除术（未进行淋巴结清扫）后发生的急性胰腺炎，根据患者共同点推测急性胰腺炎的发生是由于在手术完成后进行胆汁漏白实验。可能机制是：由于在胆囊管内插入一根插管：在插管下夹住主胆管后缓慢注入脂肪乳剂，以筛查肝脏切片上的胆汁渗漏。拔除插管后，产品通过胆囊腔排出，然后关闭胆囊管以释放胆道内压力，而剩余肝管常在肝横切时关闭，最终导致主胰管反流。

二、肝肿瘤相关胰腺疾病

（一）肝肿瘤转移性胰腺肿瘤

原发性肝癌肝外转移以血行转移最常见，肝癌患者尸检表明肝外转移发生率达 64%。转移部位有肝内、肺、肾上腺、骨等，其中肺转移率高达 41.6%~43.4%，原发性肝癌胰腺转移罕见，但仍有原发性肝细胞癌、肝黏液表皮样癌导致转移性胰腺癌，以及肝移植术后新发胰腺癌的相关病例报道，与胰腺本身原发癌好发于胰头部不同，转移性胰腺癌多发于胰腺体尾部。原发性肝癌胰腺转移的机制目前尚不清楚。有人提出肝移植术后新发胰腺癌可能与患者本身的基因有关，也可能与长期使用免疫抑制剂有关。移植患者在移植术后长期处于免疫抑制状态，机体免疫监视功能降低，对体内潜在瘤细胞的清除作用下降，最终导致肿瘤的增殖分化；另外，钙调磷酸酶抑制剂（包括他克莫司和环孢素 A）致癌作用较为明确，同时会增加致癌病毒感染的机会，易新发恶性肿瘤。肝癌患者出现胰腺转移比较隐匿，大多数缺乏特异性表现，临床常以腹部不适就诊时被发现。因此，原发性肝癌患者、肝移植受者需行严密随访，对腹痛、消化不良、排便习惯改变等消化系统症状应引起重视，随访期间重视肿瘤标记物和腹部增强 CT 等检查，做到早发现、早诊断、早治疗。

（二）急性胰腺炎

原发性肝癌可继发多种并发症，如急性胰腺炎，虽然发生率不高，但随检验手段提高，相关报道逐渐增多。患者常表现为原发性肝癌基础上，突发餐后持续性刀割样疼痛，向腰背部放射，平卧位时加重，屈曲体位稍缓解，有患者出现多次呕吐，呕吐后症状不缓解。实验室检查：血清淀粉酶、脂肪酶均升高；腹部CT：胰腺边缘毛糙、周围脂肪间隙模糊，腹腔、腹膜后渗出性改变。相关机制可能如下：①原发性肝癌发生胆总管上段转移，同时癌栓脱落导致胆总管阻塞引起急性胰腺炎。原发性肝癌伴胆管癌栓临床上较少见，在尸检和手术切除标本中胆管癌栓占2%~9%，肝癌侵犯胆管主要有以下途径：肿瘤直接浸润肝内胆管、癌细胞侵入静脉或淋巴管、逆行侵入胆管、瘤细胞沿神经末梢间隙侵入胆管等。因此，当原发性肝癌突然出现上腹剧痛时，应考虑有无胆管癌栓形成导致急性胰腺炎发生。②原发性肝癌患者行TACE术后出现急性胰腺炎。患者常表现为术中或术后突发剧烈腹痛、呼吸急促等症状，发生机制可能是由于药物微囊及碘化油乳剂致肝动脉远端栓塞后，近端肝动脉内压力增高，使导管头退至肝总动脉，从而有可能致药物微囊及碘化油乳剂反流入胃十二指肠动脉及其分支，引起靶血管外栓塞，从而导致急性胰腺炎发生。因此，注射栓塞剂时压力不能过大、速度不能太快，同时应密切监视导管头位置与栓塞剂的走向，严防误栓。当肝动脉栓塞后，出现剧烈腹痛及不明原因休克时应警惕急性胰腺炎发生。③原发性肝癌病人大部分由慢性肝病发展而来，例如慢性非酒精性脂肪性肝病（NAFLD）。研究表明，合并NAFLD的肝癌患者急性胰腺炎发生具病情更重、并发症更多、预后更差的特点。张宇恒等对6952例患者分析后发现NAFLD是胆囊结石危险因素。胆石症是胆源性胰腺炎最常见病因，目前主要认为胆囊或胆管结石下移嵌顿于Vater壶腹部，Oddi括约肌痉挛、充血水肿，导致胆胰管共同通道阻塞，胆汁反流，胰管压力升高，激活胰蛋白酶，引发胰腺自身消化，同时炎症介质大量释放，激发机体炎症反应，导致胰腺出血坏死等。

（三）胰腺外分泌功能不全

肝癌治疗中免疫检查点抑制剂（ICIs）可能导致免疫相关不良事件（irAEs），包括胰腺等多个器官均可波及。研究发现，ICIs可诱导胰腺萎缩，从而导致胰腺外分泌功能不全（PEI）。可能机制为ICIs增强了免疫应答，使活化和增加的CD8+T细胞浸润胰腺内部和周围，损害导管和腺泡细胞（外分泌胰腺），直至胰腺萎缩。

进而导致胰酶分泌减少，影响碳酸氢盐、水和酶向十二指肠释放，随后出现ICIs相关胰腺外分泌功能不全（ICIs-PEI）。ICIs-PEI虽罕见，但有PEI症状，会致患者生活质量低下，影响健康状态，应提高对该病的重视。

（四）自身免疫性胰腺炎

IgG4相关疾病（IgG4-RD）是近年新认识的一种全身性自身炎症伴纤维化疾病，几乎可累及人体各个器官，如肝脏、胆管、胰腺等。自身免疫性胰腺炎（AIP）作为一种特殊类型胰腺炎，具独特临床、影像学特点，由自身免疫介导，以胰腺肿大及胰管不规则狭窄为特征。患者常无明显临床症状，或仅有上腹部或后背部轻度不适。最常见临床症状是胰腺段胆总管狭窄所致进行性加重的无痛性黄疸，约占65%，这是AIP与其他胰腺炎相区别的特征性症状，但又成为常常误诊为胰腺癌的重要原因。研究显示，AIP可能与胰外器官（如胃、肺和前列腺）肿瘤的风险相关。肺癌、胃癌和前列腺癌约占在AIP诊断时或诊断后检测到的所有肿瘤的50%。但AIP与胰外器官癌变本身相关机制尚不清楚。

原发性肝癌患者常会使用ICIs杀伤肿瘤，但同时也会非特异性激活免疫系统引起相应器官出现炎症症状，称之为irAEs。有报道，1例晚期肝细胞肝癌患者应用帕博利珠单抗（可瑞达）后出现AIP，早期症状只有脂肪酶和淀粉酶升高，部分活动性胰腺炎并无影像学表现，这造成部分病例诊断相对困难。在充分排除胆结石、酒精和高甘油三酯血症等诱发胰腺炎的因素后，要考虑ICIs相关胰腺炎可能。ICIs相关胰腺炎发生率、相对风险尚不清楚。有文献指出，免疫相关性胰腺炎的发生与免疫检查点抑制剂种类、是否联用免疫检查点抑制剂及肿瘤种类有关。目前国外尚无免疫相关胰腺炎死亡病例报告，国内相关报道较少，但尽早识别irAEs在免疫治疗过程中至关重要，积极有效治疗有助于提高用药安全性，减少潜在并发症。与肝瘤相关AIP不同，单纯AIP中20%~40%患者伴随其他自身免疫性疾病，如系统性红斑狼疮、干燥综合征、Crohn病、原发性胆汁性肝硬化、原发性硬化性胆管炎等，且常伴自身免疫相关抗体，如抗核抗体、风湿抗体等。

（五）胰腺内分泌功能异常——糖耐量异常、糖尿病

部分患者在使用ICIs时还有血糖升高甚至发展为糖尿病。此类患者的胰岛β细胞功能常呈进行性下降，

MRI提示胰腺萎缩，需依赖胰岛素控制血糖。国外有研究发现，在27例发生ICIs相关糖尿病患者中，42%患者诊断糖尿病前后发生过胰腺炎，提示ICIs相关胰腺炎及糖尿病有一定相关性，临床上，发现患者出现其中一种irAEs，要高度警惕另一种并发症出现。

三、肝肿瘤相关胰腺损伤的诊断和鉴别诊断

（一）诊断

1.临床表现

肝肿瘤相关胰腺损伤常以原发肿瘤所引起的症状为主要表现。肝肿瘤患者早期常无明显症状，中晚期临床表现常缺乏特异性，主要有右上腹疼痛、腹胀、食欲减退、恶心、呕吐、腹泻、上腹部包块、发热、乏力和消瘦，晚期常出现黄疸、腹水和下肢水肿等症状。病变累及胰腺时，可表现为新发左上腹隐痛、腹部不适、食欲减退、排便习惯改变、体重减轻等。合并急性胰腺炎时常有突发上腹痛、恶心、呕吐、黄疸等。少数因急性胰腺炎和（或）黄疸就诊，但急性胰腺炎症状控制后黄疸仍不减轻，进一步检查才确诊肝疾病。

2.实验室检查

肝肿瘤相关胰腺疾病实验室检查指标与其他病因所

致胰腺疾病相似，血清淀粉酶、脂肪酶、胰蛋白酶原是实验室诊断重点，临床发现，急性胰腺炎发病3~6小时血清淀粉酶即迅速升高，10~12小时浓度减半，3~5天逐渐恢复正常，最终由肾脏排出。然而，血淀粉酶升高并不是胰腺炎的特异性标志，还需结合其他实验室检验结果综合判断。同时，天门冬氨酸转氨酶、丙氨酸转氨酶、谷氨酰转移酶、碱性磷酸酶、总胆红素、直接胆红素、血细胞计数、离子、凝血等实验室指标对肝肿瘤相关胰腺损伤诊断和鉴别诊断也有重要作用。

3.影像学检查

临床用于胰腺癌诊断的常规手段包括超声、胆管造影、MRI及CT等，其中MRI与CT最常用，是可靠性较好的两种检查方式。其中CT操作方便、耗时短，能准确将肝癌大小、密度及病灶坏死程度等呈现于CT影像中，进一步增强扫描则能发现更小病灶，提高诊断准确率，MRI诊断肝癌特异度、准确率、阳性预测值均高于CT。

原发性肝癌腹部CT平扫示肝脏轮廓欠规整，呈波浪状，体积增大，密度不均，肿瘤可呈低密度或混合密度，瘤体可呈圆形、类圆形、分叶状、不规则形，可单发或多发，部分肿瘤边缘清晰，部分边缘不清；CT增强示动脉期肿瘤和肝脏均强化，肿瘤更明显，病灶内有液化坏死可表现为不均匀强化；门脉期强化程度下降，肿瘤多呈稍低密度，可见血管迂曲变形，延迟期肿瘤和肝实质密度均匀下降，二者对比减小。肿瘤在增强过程中表现"快进快出"特点，肝脏周围淋巴结肿大，患者已发生肿瘤肝内转移。转移性胰腺肿瘤缺乏特异影像学特征，不同种类原发肿瘤胰腺转移灶的影像学表现有差别。据报道，除转移性肾癌表现为高回声结节外，其余均表现为低回声结节，肿瘤血供不丰富。肿瘤边界清楚，形态不规则。CT平扫表现为胰腺单发或多发低密度结节，注射造影剂增强后无明显强化，动脉期、静脉期均低于正常胰腺组织。肿瘤显影好坏与肿瘤组织结构、肿瘤大小、造影剂注射速度和扫描时间有关。偶尔小的肿瘤仍示为等密度。主胰管扩张是胰腺癌特征表现之一，即胰头管径超过 3 mm，体尾超过 2 mm。典型病例胰管扩张均匀一致（不像慢性胰腺炎呈串珠样改变）。

MRI肝癌影像表现：MRI平扫肿瘤在 T_1WI 呈低信号，T_2WI 呈高信号，通常信号不均，呈镶嵌现象，DWI高信号；MRI增强动态扫描示动脉期瘤体中度强化，坏死区无强化；门脉期及延迟期肿瘤信号减低，可见"假包膜"征。MRI转移性胰腺癌表现为T_1WI低或中等信号，T_2WI呈高或稍高信号，增强扫描信号低于周围正常胰腺组织。

CT作为常用检查方法在淋巴结转移诊断中有重要价值，尤其在原发灶不明确情况下，以往常规CT由于扫描速度限制，无法动态观察淋巴结转移的血供特点，螺旋CT对富含血供的淋巴结转移灶可动态观察其强化类型，对富血供淋巴结强化有助查找原发灶部位，有利鉴别诊断和诊断。

4.内镜检查

ERCP可用于检查胆胰管的通畅情况，对胆道出血及胆管癌栓诊断具有重要价值，并可同时置入胆管支架解除胆道梗阻。EUS在胰腺疾病早期检测、分期和术前评估、鉴别诊断及病理诊断等发挥至关重要的作用。EUS可在消化道腔内对胰腺实质、胰胆管形态以及周围组织进行实时扫查，最大程度避免腹腔脂肪及气体干扰，同时引导组织穿刺活检可精准且微创地取得胰腺组织标本，相比于CT、MRI等影像学手段存在独特优势。EUS具探查距离近、受气体干扰小、对胰腺分辨率高的优点，是检测胰腺病变最敏感的成像方法，在检测小实性病变和定性囊性病变发挥重要作用。EUS引导下细针穿刺活组织检查术（EUS-FNA）对胰腺癌组织病理学诊断准确性极高，有助于明确胰腺疾病性质。内镜超声弹性成像（EUS-E）和造影增强内镜超声（CE-EUS）等新技术也用到胰腺病变性质鉴别，为诊断提供更多依据，此外，CE-EUS和EUS-E可指导FNA选择最佳穿刺部位，提高穿刺准确性，减少穿刺次数及并发症。

（二）鉴别诊断

与其他病因导致的胰腺疾病相比，肝肿瘤相关胰腺损伤常可结合肝肿瘤病史或影像学检查加以区分。也需要结合临床表现、实验室检查及影像学检查结果，以进一步明确胰腺损伤类型。与急性胰腺炎、慢性胰腺炎、自身免疫性胰腺炎、胰腺良性肿瘤、胰腺癌、胰腺神经内分泌瘤、胰腺假性囊肿、异位胰腺等疾病的鉴别。

四、肝肿瘤相关胰腺损伤的治疗

（一）胰腺肝转移瘤

原发性肝癌胰腺转移罕见，早期诊断和治疗是改善肝转移性胰腺瘤患者预后的重要途径。因此，对肝癌患者突发腹痛、消化不良、排便习惯改变等消化系统症状应重视，争取早发现、早诊断、早治疗。针对原发性肝癌胰腺转移的治疗主要包括内科治疗（化学治疗、放射治疗）、外科治疗和内镜治疗等，临床常常将多种方法整合起来进行治疗。

1.内科治疗

内科药物治疗可用于原发性肝癌伴胰腺转移各个期别患者，包括可手术切除和临界手术切除的术前新辅助治疗、根治术后的辅助治疗，以及局部晚期的治疗。药物治疗不仅可延长生存时间，还可减轻晚期患者的疼痛，提高生存质量。

术前新辅助化疗可提高手术根治切除率，延长无病生存期和总生存期。术后患者如无禁忌证，均应行辅助化疗，方案推荐以吉西他滨或氟尿嘧啶类药物（5-FU、卡培他滨或替吉奥）为基础；体能状态良好，建议联合化疗。对晚期手术无法根治者，采取化疗、放疗及分子靶向治疗在内的整合治疗方案。免疫治疗尚无证据推荐。还可尝试调整免疫抑制剂，包括减少原有免疫抑制剂剂量或更换免疫抑制剂。哺乳动物雷帕霉素靶蛋白（mammalian target of rapamyein，mTOR）抑制剂被认为具有控瘤和免疫抑制双重特性。

2.外科治疗

手术切除是胰腺癌肝转移患者获得治愈机会和长期生存的有效方法。然而，超过80%的转移性胰腺癌因病期较晚失去手术机会。外科手术应尽力实施根治性切除（R0）。对部分肝癌合并胰头转移者可行肝胰十二指肠器官移植术，肝胰十二指肠器官簇移植为上腹部晚期恶性肿瘤患者提供延长生命的机会，更为晚期肝病伴胰功不良者的彻底治愈探索新术式。

3.内镜治疗

原发性肝癌发生胰腺转移，可能会伴有胆管内癌栓形成，进而阻塞胆管导致胆管狭窄、胆汁淤积，理论上会提高手术治疗后并发症发生率，导致术后高致死率及致残率，术前引流亦可提高肝脏合成功能，提高内源性毒素清除及改善消化道黏膜功能，从而有助于手术顺利进行，因此ERCP可用于胰腺癌术前减黄治疗。80%以上转移性胰腺癌由于原发肝癌伴周围组织转移不能行根治性手术治疗，因此姑息治疗显得特别重要，目标是缓解症状、改善生活质量。一般推荐ERCP为姑息性胆管引流首选方法，不具备ERCP条件、操作失败或内镜治疗效果不佳时才考虑经皮胆道引流造影术（PTCD）。

（二）急性胰腺炎

肝癌栓塞作为急性胰腺炎的病因是罕见的。肝癌患者就诊时多属中晚期无法手术切除，选择TACE治疗肝癌疗效显著，部分患者可获二期切除及长期生存。

虽然TACE疗效显著，但患者在行TACE时可能出现各种并发症，除栓塞后综合征及一过性肝功能损害外，部分患者可出现少见严重并发症，如急性胰腺炎等。

1.内科治疗

急性胰腺炎一旦诊断明确，需立即禁食、胃肠减压、抗生素、抑制胰腺外分泌药物如生长抑素等处理，对明显疼痛的急性胰腺炎应尽快给予镇痛治疗。针对急性胰腺炎患者的营养支持治疗，有研究显示，相较于肠外营养，肠内营养对不同程度急性胰腺炎患者更安全、可耐受，可降低感染性并发症、多器官功能障碍发生率和病死率。对无感染证据急性胰腺炎，不推荐预防性使用抗菌药物。

2.外科治疗

多数肝癌导致急性胰腺炎病例经内科治疗后症状均能好转，但有案例报道，肝癌患者急性胰腺炎症状控制后，黄疸仍不减轻，此时除考虑胆总管结石、Oddi括约肌功能异常外，还应注意胆管及其周围肿瘤等原因，也应排除肝癌胆总管内转移可能，应在条件允许情况下尽可能手术切除原发肿瘤和解除胆管梗阻，减少胰腺炎复发，提高生存质量。

3.其他治疗

（1）内镜治疗

原发性肝癌合并胆道出血为急性胰腺炎非常罕见的病因之一，有研究认为，ERCP对原发肝癌合并胆管癌栓致胆道出血、急性胰腺炎的早期诊治具重要价值，对无法耐受手术者可结合TACE治疗有效控制癌栓出血，从而有助延长生存期及改善生活质量。Tseng等报道1例肝癌合并胆管癌栓致胆道出血引起急性胰腺炎，行内镜下取血凝块+鼻胆管引流+选择性肝动脉栓塞等整合治疗后症状显著改善。

（2）心理治疗

患者年龄大，确诊肝癌后情绪低落且子女很少陪伴，故对于治疗失去信心甚至有抵触情绪。急性持续疼痛也使患者焦虑和紧张。针对性积极采取有效措施减轻疼痛，耐心解释，取得患者信任，鼓励患者子女多陪伴老人。

（三）自身免疫性胰腺炎

目前无研究报道肝癌本身导致自身免疫性胰腺炎的病例，但肝癌治疗中出现免疫检查点抑制剂导致免疫相关性胰腺损伤，国内外有PD-1/PDL-1导致免疫性胰腺炎的报道。对常规急性胰腺炎治疗效果欠佳，用激素后得到有效控制。

IgG4相关肝胆胰疾病治疗以减轻症状、预防相关并发症和不可逆纤维化为目的。迄今为止，糖皮质激素是诱导IgG4相关肝胆胰疾病缓解一线治疗。利妥昔单抗可作为糖皮质激素有禁忌或复发难治性患者的选择性治疗方案。最近一项回顾性研究比较了102例接受糖皮质激素和41例未接受糖皮质激素治疗的1型AIP患者，发现未接受激素治疗组发生胰腺严重钙化和慢性胰腺炎风险明显增高。因此，糖皮质激素治疗可有效预防胰管狭窄和慢性胰腺炎，对预防胰腺内外分泌功能不足也有获益。

五、预防和康复

肝癌胰腺转移行肝肿瘤和转移灶切除术后的康复，除与常规肝切除、胰腺切除术后相同的康复支持治疗，包括预防出血、感染、胰胆漏等并发症，以及相关支持治疗外，预防和及时发现原发灶和转移灶复发对延长患者生存期尤为重要。术后根据病变进展、组织学检查、免疫组化等结果，制定辅助化疗方案，能降低术后复发率。定期影像学、血清学、肿瘤标志物等检查能辅助早期发现原发灶和转移灶复发。有研究发现，乙肝病毒阳性和原发肿瘤3/4期分别为转移灶切除后复发的独立危险因素，因此对此类特征的患者应格外注意监测复发。

介入栓塞胰腺炎相关研究较多，有研究表明，急性胰腺炎发生率与术前是否靶向选择栓塞血管、评估有无血管异常、术中栓塞粒子用量及是否同时应用卡铂、多柔比星等因素相关。栓塞术中粒子用量过多会逆流进入为胰腺供血的动脉，导致胰腺缺血，所以术中观察栓塞粒子随动脉血流分布，监测动脉波形，在精确位置进行栓塞，控制栓子灌注速度，在出现逆流前停止注入，并确保无粒子进入胰腺供血动脉。评估血管情况及选择合适栓塞血管也很重要，如血管发育异常或过于狭窄则会增加栓塞物逆流可能。控瘤药物可导致血管炎及周围组织损伤，进而导致胰腺组织损伤，所以在精确部位局部使用合理剂量的控瘤药物也很重要。急性坏死胰腺炎有一定致死率，因此术后预防及早期发现和治疗很重要，栓塞术后密切检测胰酶水平可以及早发现胰腺缺血和损伤，对于预防术后胰腺炎及改善预后有重要意义。

研究表明，肝癌术后急性胰腺炎发生可能与术中肝十二指肠韧带结扎时间有关，术中在安全前提下应尽量缩短结扎时间，减少胰腺组织缺血时间，降低胰腺炎发生概率。术中使用脂肪乳行胆漏监测也能增加胰腺炎发生风险，所以选择合适染料和试剂进行胆漏监测很重要。既往报道肝切除术后继发急性胰腺炎预后较差，死亡率高，所以肝切除术后除密切监测生命体征外，需动态监测腹部症状体征、胰酶水平以及炎性指标等，这对早期发现胰腺炎并及时干预有重要意义。

肝移植术后急性胰腺炎相关的危险因素包括解剖结构、术中操作、术中及术后感染、术后处理以及并发症相关等。为减少术后急性胰腺炎发生率，注意术中操作尽量避免损伤胰腺组织，缩短胰腺术中缺血时间，术后预防性应用抗生素，加强腹腔引流，减少感染及渗出物对胰腺组织刺激，注意胆汁引流以避免胆源性胰腺炎。

鉴于肝肿瘤化疗药物所致胰腺损伤，在肝肿瘤治疗中，应注意所用药物的胰腺毒性，尽量选用无胰腺毒性或毒性小的药物，做到个体化治疗，根据个体对药物敏感性不同调整至合适用量。治疗全过程中，还要密切监测胰腺损伤相关指标，如血、尿淀粉酶，脂肪酶等，对于药物性胰腺损伤做到早预防、早发现、早治疗。

第六章

妇科肿瘤相关胰腺损伤

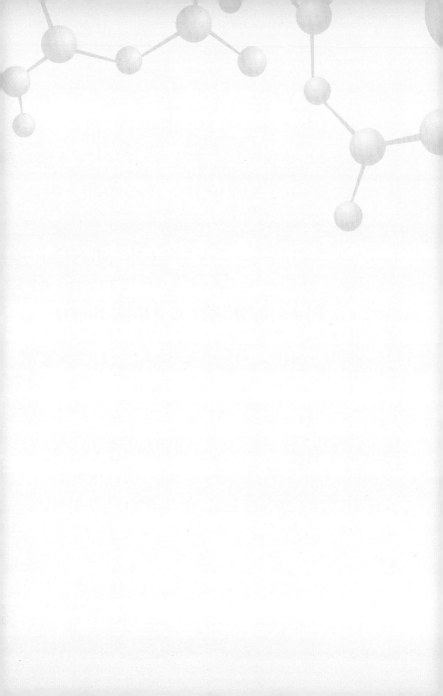

一、妇科肿瘤相关对胰腺损伤及机制

（一）妇科肿瘤相关对胰腺的损伤机制

妇科肿瘤（gynecologic cancer，GC）是发生于女性生殖器官的肿瘤，根据性质分良性和恶性肿瘤。良性肿瘤（benign gynecologic tumors，BGTs）包括子宫内膜异位症、子宫腺肌病、平滑肌瘤和多囊卵巢综合征等。恶性肿瘤（malignant gynecologic tumors，MGTs）包括卵巢癌、宫颈癌、子宫内膜癌、绒毛膜癌等，恶性程度高，生长和扩散速度较快，其中卵巢癌与宫颈癌病死率及转移率尤为突出。导致妇科肿瘤危险因素及其自身不仅可造成局部损伤，也可导致全身其他组织和器官损伤，包括胰腺、肝脏等诸多临近重要脏器。妇科恶性肿瘤引起胰腺损伤的可能机制如下。

1）宫颈癌转移至胰腺造成转移性胰腺癌，继而引起胰腺损伤，转移途径为淋巴转移。目前未见宫颈癌经其他途径转移至胰腺的文献报道。发生胰腺转移的宫颈癌病理类型，按WHO分类分别为宫颈鳞癌、宫颈小细胞神经内分泌癌、宫颈混合性腺神经内分泌癌、宫颈腺癌、宫颈复合型小细胞神经内分泌癌等，但转移至胰腺的部位与宫颈癌病理类型无关，宫颈癌诊断至胰腺转移时间为11个月至8年。宫颈癌侵袭力较强，常会累及淋巴结，故考虑癌细胞系通过淋巴途径转移至胰腺。

2）卵巢癌胰腺转移罕见报道，均在进行转移性胰腺癌研究中，发现个别转移性胰腺癌来自卵巢。卵巢癌经常转移到整个腹腔、网膜，甚至肝、肺。然而，其扩散被广泛认为是通过腹膜循环发生的，与腹水形成有关，而不是通过传统血行途径的转移模式。这种经体腔传播途径只有当腹膜中存在过量液体时才会发生，否则，癌细胞运动仅限于原发部位，因此腹水在卵巢癌患者腹腔积聚，对患者胃肠道症状和腹部不适的发病率有重要影响，被认为在卵巢癌细胞扩散的这种被动机制中起关键作用。腹水病因尚未完全清楚，但临床前和临床观察显示，血管通透性增强因子血管内皮因子（vascular and endothelial growth factor，VEGF）是造成腹水积聚的原因，促进血管渗漏，大量液体通过其发生腹腔转移。在此过程中，转移性卵巢癌细胞经历上皮-间充质转化，并通过作为单个细胞从原发肿瘤脱落或作为球体成组进入腹水，并通过腹膜液湍流运动被动扩散；另外，癌细胞对淋巴管阻塞也可导致腹水积聚。瘤细胞通过腹水转移到其他器官，包括胰腺组织。总之，关于卵巢癌转移机制目前尚无共识，卵巢癌如何造成转移性胰腺癌，也需进一步研究。

3）妇科肿瘤产生的一次胰腺损伤，而后由胰腺自身不良事件发生发展导致二次胰腺损伤。转移性胰腺癌或胰腺受累的肿大淋巴结机械性压迫胰管导致胰管阻塞或破裂，进而激活胰蛋白酶，出现胰腺自溶损伤胰腺。

4）妇科肿瘤破裂导致急腹症引发急性胰腺炎（AP）等胰腺损伤。各类良性或恶性妇科肿瘤易发生蒂扭转，扭转后静脉回流受阻，瘤内极度充血或血管破裂瘤内出血，致使瘤体迅速增大，破裂风险提高及扭转附件复位后血栓栓塞事件概率升高，从而并发预期外急腹症。根据江苏省中医院 168 例妇科急腹症手术患者报道，探查证实是妇科肿瘤蒂扭转的 17 例，占急腹症 10.12%。常见的是卵巢肿瘤的蒂扭转共 15 例，少见的是输卵管肿瘤蒂扭转 2 例，仅占 1.19%。由于部分医生缺乏对一些重要妇科常见、多发和罕见妇科肿瘤的基础认识。往往妇科肿瘤破裂伴发急腹症，会导致以急性胰腺炎（AP）为代表的诸多胰腺损伤的不良事件发生，但这一重要发病条件往往会由于认识不够而被忽略。鉴于妇科急腹症病因多，病情变化快，对腹痛进行性加重或伴有生命体征不稳定、休克症状的患者应及早行探查术，以防胰腺损伤从而导致更严重连锁反应。

5）由基因突变导致的妇科肿瘤，存在并发胰腺损伤的潜在风险。妇科肿瘤的发病原因复杂，以卵巢癌为例，1971年首次发现一种常染色体显性遗传性状，使女性患乳腺癌和卵巢癌概率大大增加，至今已发现有5%~10%的卵巢癌与基因突变有密切关系，称为遗传性卵巢癌。最具代表性的有"遗传性乳腺癌-卵巢癌综合征（inherited cancer syndrome，ICS）"和"Lynch综合征（Lynch syndrome，LS）"等，最具代表性突变基因为"*BRCA1*"和"*BRCA2*"。巧合的是，*BRCA1*、*BRCA2*或两者（*BRCA*）基因功能丧失突变也与胰腺癌风险增加有关，据文献报道，4%~7%胰腺癌具有种系*BRCA*突变。目前尚无专门针对种系*BRCA*突变和胰腺癌的靶向治疗。对于*BRCA*基因突变这类患者，可对其自身或家属进行胰腺癌相关指标的早期筛查、降风险治疗或预防性治疗，对降低妇科肿瘤并发胰腺肿瘤的不良事件发生率、改善长期预后和生存质量具重要临床意义。

（二）妇科肿瘤治疗相关胰腺损伤及机制

1.化疗药物

用于妇科肿瘤化疗的药物种类繁多，异环磷酰胺（ifosfamide，IFO）、顺铂（cisplatin，DDP）、阿糖胞苷（cytarabine，Ara-C）、紫杉醇（paclitaxel，PTX）、长春碱（vincristine，VCR）类等常见妇科肿瘤化疗药物均可诱发胰腺损伤。药物性胰腺炎（DIP）发病机制可能涉及：①药物的直接毒性作用，多数DIP是因应用细胞毒性药物所致，可对某些蛋白质合成的主要器官（如胰腺及肝脏）具较强毒性作用，可高度抑制蛋白质合成。②过敏反应，一些对化疗药物过敏的患者对环磷酰胺类等药物可导致胰腺充血、水肿，从而释放激活胰酶组胺（histamine，H）等炎性介质而引发DIP。③特异体质反应，少数特异体质患者对某些药物比较敏感，也可引发DIP。④Oddi括约肌收缩或胆道梗阻，某些药物可导致胆道内压力增高并超过胰管内压，致使胆汁反流至胰管，从而激活胰酶引发DIP。此外，药物继发的胰腺微循环障碍、胆系疾病、高脂血症、胰管堵塞、胰岛功能受损继发的胰岛素（insulin，I）分泌不足或胰岛素抵抗（insulin resistance，IR）和毒性代谢产物蓄积等也可能与DIP发病密切相关。

2.介入治疗

介入治疗是指在数字减影血管造影（digital subtraction angiography，DSA）、CT、MR、超声等影像设备引导下，通过导丝、导管等专用器械对病变组织或器官进行诊断及治疗。包括恶性肿瘤血管介入治疗等。局部给予药物，使肿瘤组织接受高浓度化疗药物，以期增加局部杀伤肿瘤，起到靶向作用。介入应用化疗药物导致DIP相关机制详见前述。

3.手术治疗

妇科肿瘤术后出现胰腺损伤较少，临床较为罕见。与机体受到手术打击、机体处于应激状态、术中或术后组织缺血缺氧等因素有关。

二、妇科肿瘤相关胰腺疾病

（一）急性胰腺炎

所有妇科急腹症手术病因中出血性疾病所占比例最多，占79.19%，肿瘤并发症占20.85%。妇科肿瘤引起急腹症的第二大类就是肿瘤破裂，妇科肿瘤引起急腹症主要是肿瘤蒂扭转、破裂，少数可见子宫肌瘤变性引起的急性腹痛，常见是卵巢肿瘤蒂扭转。对妇科肿瘤患者出现不明原因的腹部不适症状，就诊患者一般考虑急性胃肠炎及肝胆疾病，很少警惕胰腺炎，需借助化验检查血尿淀粉酶（amylase，AMY）升高，以及CT、超声检查做出诊断。

（二）胰腺外分泌功能不全

妇科肿瘤自身导致胰腺外分泌功能不全未见文献报道，多数由于化疗药物的使用，导致胰岛功能受损，化疗药物导致DIP相关机制详见前述。

三、诊断和鉴别诊断

（一）诊断

1.临床表现

妇科肿瘤相关胰腺损伤病常以原发肿瘤引起的症状为主要表现。妇科肿瘤患者一般有胀气、恶心、消化不良、尿频尿急、性交痛和乏力等临床症状，且年龄大于50岁、未婚、不孕、使用促排卵药和不哺乳者是其发生妇科肿瘤的明显特点。宫颈癌临床表现为阴道流血、阴道排液与晚期继发性症状。阴道流血早期多为接触性出血，中晚期为不规则流血。老年患者常为绝经后不规则阴道流血。

根据相关案例报道，妇科肿瘤（宫颈癌）所导致的转移性胰腺癌患者表现为：皮肤巩膜明显黄染，腹平坦，腹部无压痛，腹部未触及肿块。转移性胰腺癌临床表现因胰腺转移部位不同而异，转移性胰腺癌出现胰胆管梗阻较少见，可能与原发肿瘤主要经过淋巴及血行途径转移侵犯胰腺而不侵犯胆胰管有关。

2.实验室检查

除妇科肿瘤诊断的实验室检查异常外，转移性胰腺癌出现梗阻性黄疸时会出现肝功能转氨酶（天门冬氨酸转氨酶、丙氨酸转氨酶、谷氨酰转移酶）和胆红素的升高，碱性磷酸酶升高；CA19-9升高；另外，还可出现血淀粉酶和脂肪酶升高。

3.影像学检查及内镜检查

诊断转移性胰腺癌常需用多种影像学检查，如超声、CT、MRI+MRCP、PET-CT等。转移性胰腺癌需与原发性胰腺癌鉴别，鉴别诊断有时较为困难。EUS-FNA可获得胰腺细胞学或组织学标本，以及可靠病理学诊断。既往报道中，3例宫颈癌胰腺转移通过EUS-FNA获取组织学标本得以确诊。

（二）鉴别诊断

妇科相关疾病，多与急性胰腺炎、慢性胰腺炎、胰腺肿瘤等相鉴别。

四、治疗

（一）内科治疗

对于妇科肿瘤破裂伴发急腹症导致急性胰腺炎（AP），在行外科治疗同时，要做好补液、麻醉及抗炎处理，防止病情失控恶化。目前，国内尚未见类似报道，国外也鲜有报道。对妇科肿瘤伴发转移性胰腺癌事件，目前国内尚有1例报道，国外鲜有相关报道。此例患者在宫颈鳞癌同步放化疗后再未复查，6年后转移至胰腺钩突，临床表现为梗阻性黄疸，行胰头十二指肠切除术，术后病理学检查考虑鳞癌，结合免疫组化考虑为宫颈癌来源。

（二）外科治疗

妇科肿瘤导致相关胰腺损伤的外科治疗，对妇科肿瘤破裂伴发急腹症导致急性胰腺炎（AP）患者，行肝胆、胰腺探查，判断胰腺表面张力是否较大，留置腹腔引流管后关腹，术后复查血淀粉酶（AMY）、脂肪酶（LPS）、血电解质、血钙，抗感染、抑肽酶静脉点滴及胃肠减压等对症治疗。

（三）其他治疗

心理治疗。有研究报道，社会心理因素与妇科肿瘤的关系。运用临床心理评定量表（LES、SDS）对某地区妇科肿瘤进行了病前和病后调查，分析60例该地区妇科恶性肿瘤患者病前遭遇的生活事件（LES）和病后抑郁程度（SDS），并与同地区妇科良性肿瘤患者和无任何肿瘤者各60例相比较。病后调查结果表明，该地区妇科恶性肿瘤组患者病后抑郁程度均显著高于对照组及良性肿瘤组（$P<0.01$）。在60例恶性肿瘤患者中有抑郁反应的患者共42例，占70%。社会心理因素与妇科肿瘤有较大的关系，在防治中应当重视。

五、预防和康复

鉴于妇科肿瘤化疗药物可致胰腺损伤，在妇科肿瘤的治疗过程中，应注意所用药物的胰腺毒性，尽量选用无胰腺毒性或毒性小的药物，此外，在治疗全过程，还应密切监测胰腺损伤相关指标，对药物性胰腺损伤争取做到早预防、早发现、早治疗。已有研究证实，患者的病理类型、胰腺转移出现的时间、胰腺转移数目是影响患者生存的独立预后因素。全身化疗、胰腺占位的相关症状是影响总体生存率的独立因素。

第七章

胆道肿瘤相关胰腺损伤

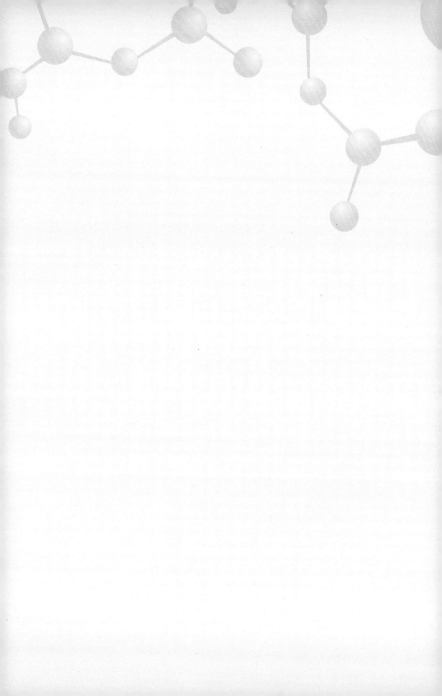

一、胆道肿瘤相关胰腺损伤及机制

（一）胆道肿瘤对胰腺的损伤机制

胆道肿瘤（biliary tract cancer，BTC）系一组起源于胆囊和胆管上皮的肿瘤，包括胆囊肿瘤和胆管肿瘤，根据病理分良性和恶性肿瘤。胆道良性肿瘤多指发生于胆囊和胆管上皮的良性肿瘤，以腺瘤和乳头状瘤多见，也有部分间质来源的血管瘤、脂肪瘤、纤维瘤、平滑肌瘤、黏液瘤等，这些肿瘤生长极为缓慢，不会对周围组织形成侵犯，多以胆道梗阻为首发表现，有望行手术切除根治。胆道恶性肿瘤包括胆管癌、胆囊癌及壶腹部癌，恶性程度高，生长和扩散速度较快，预后较差。胆道恶性肿瘤可导致包括胰腺在内的全身其他组织和器官损伤。本指南主要讨论胆道恶性肿瘤相关性胰腺损伤。

胆道恶性肿瘤引起胰腺损伤的可能机制如下。

1.胰胆管阻塞

包括胆道恶性肿瘤压迫胰管、继发胆总管结石及胰胆管合流异常（pancreaticobiliary maljunction，PBM）等。PBM是指在解剖学上胰胆管在十二指肠壁外汇合形成的共同通道过长，使十二指肠乳头部括约肌的作用不能调控整个合流部而发生胆汁、胰液互相逆流，从而引起胆道及胰腺的一系列疾病。肿瘤、胆管结石、乳头炎等所致PBM称为后天性胰胆管合流异常。因胆道肿瘤常合并有后天性胰胆管合流异常，伴有胆管、胰管及共同通道的形态异常，其胰胆管汇合处位于十二指肠壁外失去括约肌的控制，加上共同通道过长或狭窄引起胆管、胰管压力梯度的改变，胆汁流入胰管导致胰液中胰蛋白酶激活，胰蛋白酶又激活其他酶，如弹性蛋白酶和磷脂酶A，进而破坏血管壁和胰腺导管、胰腺细胞膜和线粒体膜的脂蛋白结构，从而引起一系列胰腺炎症反应。另外，胆道肿瘤患者常合并胆总管扩张，其胆汁中葡萄糖醛酸酶较多逆流入胰管后可破坏正常的胰管上皮的屏障，导致胰腺损伤的发生。

有研究表明，胆道癌栓脱落可能会阻塞胆道造成急性胰腺炎。胆道肿瘤累及壶腹部，可引起胆总管和胰管开口梗阻，表现为梗阻部狭窄，远端胆管或胰管扩张。胆汁及胰液排出不畅，胆管及胰管内压增高，损害胰小管和腺泡，使胰液渗入腺实质，激活胰酶，胰酶又可激活弹性蛋白酶及磷脂酶A2等，引发胰腺炎。

2.高钙血症

恶性肿瘤相关性高钙血症（malignancy associated

hypercalcaemia，MAH）为最常见的伴癌内分泌综合征，胆囊癌是引起高钙血症的常见恶性肿瘤。高钙血症的两个主要原因是骨转移（20%）和MAH（80%）。骨转移可致骨溶解和骨钙释放，进而使血钙异常升高。MAH由原发肿瘤产生的体液因子所致，目前已有三种MAH诱导机制被描述。较常见的是癌细胞分泌甲状旁腺激素相关蛋白（parathyroid hormone related peptide，PTHrP），其次是甲状旁腺激素（parathyroid hormone，PTH）。PTHrP与PTH具有高结构亲和力，两者均可激活位于成骨细胞前体上PTH/PTHrP共同受体（PTH1R），导致核因子κB配体的受体激活剂表达、破骨细胞激活和骨吸收，促进血清钙水平升高。由恶性肿瘤产生的1，25-$(OH)_2D$是一种较少见的MAH机制，可促进肠道对钙过度吸收。胆道恶性肿瘤导致高钙血症通过分泌阻滞、分泌蛋白积累和可能蛋白酶的激活诱导胰腺损伤。

3.肿瘤干细胞

肿瘤干细胞（cancer stem cell，CSC）是一类具有与正常人体干细胞相似的"干性"特征，包括自我更新、自我分化及产生多种子代的特性，正是这类少量具干性特征的细胞亚群促使肿瘤发生并产生异质性。在胆囊癌中发现多种CSC，包括SOX-2、CD44、CD133、CD24等，其中CD24可通过多种信号通路诱发胰腺肿瘤发生。CD24受长链非编码RNA H19的调控，H19表达可上调CD24表达促进"血小板-癌栓"形成，促进胆囊肿瘤进一步向胰腺转移。另外，CD24在MiR-135b调节下增加SOX-2、OCT-4、Nanog、Aldh1、Slug等干性相关因子表达而致胰腺损伤。

4.胆道肿瘤转移

胆道肿瘤常通过血道转移、淋巴转移或直接蔓延导致转移性胰腺癌，造成胰腺损伤，胰腺功能障碍。胆道肿瘤也可引起胰腺周围淋巴结受累，肿大淋巴结机械压迫胰管导致胰管阻塞或破裂，进而激活胰蛋白酶，出现胰腺自溶。肿瘤浸润胰腺组织可引起巨噬细胞释放大量TNF-α等各种炎症介质，引起胰腺局部损害。其作用机理是：①TNF-α促进炎症部位白细胞聚集和活化，释放多种炎症介质（NO、氧自由基等）；②通过上调黏附分子（ICAM）等对血管内皮的作用，促使白细胞黏附和外渗，毛细血管渗漏及组织损害；③下调内皮细胞血栓调理素表达，激活凝血系统，促进微循环瘀血和血栓形成，从而导致胰腺受损。

（二）胆道肿瘤治疗相关胰腺损伤及机制

1.化疗药物

用于胆道肿瘤化疗的药物种类繁多，研究发现血管内皮生长因子受体和酪氨酸激酶抑制剂、阿糖胞苷和L-天冬酰胺酶、免疫检查点抑制剂、吉西他滨和卡培他滨等药物均可诱发胰腺损伤。药物性胰腺炎（drug induced pancreatitis，DIP）为临床少见的特殊类型胰腺炎，发病迅速、病程短，大多数表现为急性胰腺炎，极少数表现为慢性胰腺炎，临床表现几乎与其他病因所致的急性胰腺炎相似，缺少特异性检测指标。发病机制包括：①药物直接毒性作用：多数DIP是因应用细胞毒性药物所致，对某些蛋白质合成主要器官（如胰腺及肝脏）具较强毒性作用，可高度抑制蛋白质合成。细胞毒性作用还可引起胰腺实质发生凝固性坏死、溶血，胰腺分化功能障碍及脂肪组织坏死等（如L-天冬酰胺酶）。②过敏反应：硫唑嘌呤等药物可致胰腺充血、水肿，从而释放激活胰酶的组胺等炎性介质而引发DIP。③特异体质反应：少数特异体质患者对某些药物比较敏感，也可引发DIP。④Oddi括约肌收缩或胆道梗阻：某些药物可致胆道内压力增高并超过胰管内压，胆汁反流至胰管，激活胰酶引发DIP。此外，药物继发胰腺微循环障碍、胆系疾病、高脂血症、胰管堵塞和毒性代谢产物蓄积等也可能与DIP发病密切相关。

2.放射治疗

胰腺作为胆道邻近器官，在放疗过程中可能受电离辐射损伤，使胰腺组织中DNA、蛋白质和脂质细胞突变、死亡。文献报道，放疗可能造成胰腺迟发性损伤，表现为胰腺萎缩及胰腺内外分泌功能不全。因此，在胆道肿瘤放疗中应注意保护胰腺，避免射线对胰腺造成损伤。

3.介入治疗

胆道肿瘤常见介入治疗方式多样，除局部放化疗外，还包括以解除胆道梗阻、胆道引流为主要目的的经皮肝胆管引流（percutaneous transhepaticcholangial drainage，PTCD）、内镜逆行鼻胆管引流/支架（endoscopic nasobiliary drainage，ENBD/endoscopic retrograde biliary drainag，ERBD）、内镜逆行胰胆管造影（endoscopic retrograde cholangiopancreatography，ERCP），以增加残余肝体积，减少术后肝衰风险为目的的门静脉栓塞等。介入治疗引起胰腺损伤的可能机制包括：①介入操作过程中损伤了胆管、肝实质及血管等引起胆道出血，造成胆道阻塞，导致急性胰腺炎；②内镜下括约肌切开术或导丝、支架等通过胆总管末端或壶腹部时造成胰管开口处一过性损伤引起组织水肿，进一步导致胰管口阻塞；③支架阻塞胰管口造成胰液引流不畅；④支架置入后感染性胆汁、肠液反流至胰胆管，引起胰管损伤；⑤频繁注入造影剂，或造影剂注入过快引起胰管内压力升高，造成胰腺损伤。

4.免疫治疗

免疫治疗可通过细胞毒性 T 细胞活化而清除癌细胞，对多种实体器官恶性肿瘤有效。由于其特殊作用机制，可能涉及全身各个系统和器官的免疫功能变化，包括诱发胰腺损伤。免疫抑制剂导致的免疫相关性胰腺炎的病理生理学机制目前尚不清楚，可能与抗程序化细胞死亡配体-1（PD-L1）相关。值得注意的是，胰腺中CD8+组织驻留记忆 T 细胞表达高水平的程序化细胞死亡-1（PD-1），PD-L1 主要由调节胰腺组织驻留记忆 T 细胞稳态的巨噬细胞表达。因此，免疫检查点抑制剂（immune checkpoint inhibitors，ICIs）可能在胰腺巨噬细胞和组织驻留记忆 T 细胞间交叉对话中相互作用，导致胰腺局部免疫失调，进而造成胰腺损伤，被称为免疫检查点抑制剂诱导的胰腺损伤（immune checkpoint inhibitors related pancreatic injury，ICI-PI），是 ICIs 免疫相关不良事件的一种。

5.手术治疗

早期胆囊癌及胆囊良性肿瘤常采用手术切除胆囊治疗，胆囊切除术后改变了原有胆汁储存、浓缩和排泄机制，破坏了胆汁酸肝肠循环正常通路，导致胆汁过多沉积在胆管中引起代偿性胆管扩张、胆管压力升高，间接致使胰管破裂，进而激活胰蛋白酶，出现胰腺自溶损伤而导致胰腺炎。

二、胆道肿瘤相关胰腺疾病

（一）急性胰腺炎

胆道肿瘤相关性急性胰腺炎（biliary tumor associated acute pancreatitis，BAP）是指与胆道肿瘤相关的胰腺急性炎症性疾病，多见于胆总管肿瘤。其引发急性胰腺炎的机制与胆源性胰腺炎相同，肿瘤梗阻于胆管，阻塞胆管和胰管共同通路致导管压力增加，从而致使胰管破裂，消化酶失控激活来促进胰腺炎症。

（二）慢性胰腺炎

胆道肿瘤相关性慢性胰腺炎（bile duct tumor associated chronic pancreatitis，BCP）是指与胆道肿瘤相关的胰腺慢性炎症性疾病，有报道以慢性胰腺炎影像学及临床症状就诊，其机制可能为胆总管恶性肿瘤通过胆总管和胰管的共同开口即十二指肠乳头，直接浸润蔓延至胰管中，引发胰腺慢性炎症。

（三）胰腺外分泌功能不全

胆道肿瘤治疗中ICIs可能导致一系列免疫相关不良事件（irAEs），包括胰腺等多个器官均可波及。研究发现，ICIs可诱导胰腺萎缩，从而导致胰腺外分泌功能不全（PEI）。可能机制为ICIs增强了免疫应答，使活化和增加的CD8+T细胞浸润胰腺内部和周围，损害导管和腺泡细胞（外分泌胰腺），直至胰腺萎缩。进而导致胰酶分泌减少，影响碳酸氢盐、水和酶向十二指肠释放，随后出现ICIs相关PEI。ICIs导致PEI临床比较罕见，但一旦发生多数会导致生活质量低下，影响其健康状态，因此ICIs的临床使用应慎重。

三、胆道肿瘤相关肿瘤的诊断和鉴别诊断

（一）诊断

BTC包括良性及恶性肿瘤，良性肿瘤一般不发生浸润和转移，对胰腺影响很小，本指南主要讨论胆道恶性

肿瘤中胆囊癌及胆管癌导致胰腺疾病的诊断以及鉴别诊断，从临床表现、实验室检查、影像学检查及内镜检查方面分别阐述。

1.临床表现

肿瘤相关胰腺疾病常以原发肿瘤引起的症状为主要表现。

胆囊癌起病隐匿，早期可无明显症状，若合并胆囊结石或炎症则可出现右上腹疼痛等表现，因此很难与胆囊良性疾病相鉴别。进展期胆囊癌主要临床表现是黄疸、腹部肿块及全身症状，黄疸主要是由于癌组织侵犯胆管，引起胆道梗阻所致；上腹部或右上腹部肿块的出现则提示病期已经很晚；全身症状约1/4的患者可出现低热，随着疾病的进展，可出现难以解释的消瘦、乏力、贫血、腹水及恶病质等。

胆管癌按所发生的部位可分为肝内胆管癌和肝外胆管癌。肝内胆管癌起源于肝内胆管及其分支至小叶间细胆管树的衬覆上皮，肝外胆管癌又以胆囊管与肝总管汇合点为界分为肝门部胆管癌和远端胆管癌。胆管癌约占所有消化道恶性肿瘤的3%，可引起胆管各个层面的梗阻，其诊断和治疗困难，主要症状是胆道恶性梗阻。由于症状出现晚，往往预后不良。临床表现早期依然缺乏特异性，表现为消瘦、纳差等，进展期胆管癌临床表现与肿瘤部位及大小有很强的相关性。肝内胆管由于分支众多，患者早期临床症状更为隐匿，随着病情进展，可出现腹部不适、腹痛、乏力、恶心、上腹肿块、黄疸、发热等症状，由于肝总管未发生梗阻，故黄疸较少见。肝门部胆管癌一般不引起临床症状，除非梗阻累及双侧胆道，其症状和黄疸程度与梗阻水平直接相关。肝外胆管癌出现胆道梗阻时，梗阻性黄疸可导致皮肤巩膜黄染、皮肤瘙痒、恶心、尿色加深、陶土样大便等；在病程晚期除胆道梗阻外，疾病会迅速发生局部侵袭，压迫或阻塞如胃、十二指肠、血管等邻近器官，出现消化道梗阻。如出现疼痛，通常会在中上腹或右上腹，可伴有背部放射痛，腰背痛说明肿瘤已侵犯腹膜后，也预示着肿瘤可能无法切除。胆总管下端癌是肝外胆道恶性肿瘤的一种，最常见是壶腹癌，较为特殊，绝大多数患者无明显特异性症状和体征，轻者出现上腹不适、隐痛及食欲下降，重者并发黄疸、胆管和十二指肠双重梗阻、顽固性腹痛及不明原因的体重明显下降等。

当胆道恶性肿瘤累及胰腺时，其临床表现与肿瘤位置、大小、侵袭性均有关系。若胆总管下端癌阻塞主胰管或肝胰壶腹可表现为急性胰腺炎，出现腹部不适或腹痛、背痛、恶心、呕吐、乏力、食欲不振及血尿淀粉酶升高等。除此之外，若肿瘤直接浸润至胰腺实质，除了诱发胰腺炎之外，可能会出现胰腺内外分泌不全表现，如血糖升高、大便不规律、脂肪泻和腹痛等。

2.实验室检查

实验室检查主要包括针对胆道恶性肿瘤及胰腺疾病的实验室检查。胆囊癌若未造成胆道梗阻，则不会引起血总胆红素（TBIL）、碱性磷酸酶（ALP）及谷氨酰转移酶（γ-GT）升高。有研究显示，胆囊癌血液检查可出现CA19-9及CEA等肿瘤标志物异常升高：CA19-9高于72 U/mL时，诊断胆囊癌敏感度和特异度约为52%和80%；CEA高于5 ng/mL，诊断胆囊癌的敏感度和特异度约为51%和72%，联用两种肿瘤标志物有助提高诊断率。胆管癌尤其是胆总管下端癌进展期可有明显梗阻性黄疸，表现为TBIL、ALP、γ-GT升高，但均无特异性。CEA及CA19-9也用于胆管癌诊断，尽管无特异性，但可作为预测肿瘤复发的指标。

与其他病因的胰腺疾病相似，血清淀粉酶（AMY）、脂肪酶（LPS）、天门冬氨酸转氨酶（AST）、丙氨酸转氨酶（ALT）、γ-GT、ALP、TBIL、DBIL、血常规、凝血等实验室检查指标在胆管肿瘤相关胰腺疾病诊断和鉴别诊断中有重要作用。有学者研究了miRNA对诊断胆囊肿瘤的价值，发现在胆管癌中表达上调的miRNA有miR-21、miR-221、miR-26a、miR-29a、miR-192等；表达下调的有miR-150-5p、miR-126、miR-106a、miR-191等，但其诊断价值及作用机制目前仍不清楚。

胆道恶性肿瘤对胰腺影响包括两部分，即阻塞胰管、侵犯胰腺。韩国一项针对51例胰腺转移癌患者的研究提示，最常见原发灶为肾细胞癌（14例），胃癌次之（11例），胆囊癌第6（2例）。BTC侵犯胰腺时，可能会有CEA及CA19-9升高。

3.影像学检查

胆管癌的腹部超声主要表现为肝外或肝内胆管明显扩张，CT和MRI诊断价值明显优于超声检查，是首选检查方法。MRCP可明确肝内胆管和肝外胆管的解剖学信息，指导诊断及治疗计划。PET-CT可检测到小于1 cm结节性胆管癌，但对浸润性肿瘤检测不够敏感，且其灵敏度还依赖于临床医生经验。若通过影像学诊断初步考虑胆道恶性肿瘤，同时发现胰腺或胰管占位效应，则需高度怀疑BTC转移至胰腺。

4.内镜检查

内镜超声（EUS）在诊断胆道恶性肿瘤和胰腺癌中起重要作用，对胆道恶性肿瘤，EUS不仅可精确观察形态学和壁层，且可观察肿瘤血流动力学。在EUS上胰腺转移瘤表现为低回声肿块，但常规EUS很难区分胰腺癌或局灶性自身免疫性胰腺炎。增强EUS可区分两者，胰腺癌是低强度和异质性增强，而胰腺炎是等强度，胰腺神经内分泌肿瘤是高强度。EUS引导的细针穿刺（EUS-FNA）也有助于BTC侵及胰腺病变的病理诊断。ERCP对诊断BTC有很大价值，可表现为充盈缺损及近端胆管扩张，但由于其为有创操作且对诊断胰腺肿瘤价值有限，逐渐被无创的MRCP所替代。

（二）鉴别诊断

与其他病因导致的胰腺疾病相比，胆道恶性肿瘤相关胰腺疾病常可结合胆道系统影像学检查加以区分，当其累及胰腺时还需进一步检查以明确胰腺疾病具体类型，还需与急性胰腺炎、慢性胰腺炎、胰腺假性囊肿、异位胰腺等进行鉴别诊断。

四、胆道肿瘤相关胰腺损伤的治疗

（一）胆道肿瘤转移性胰腺肿瘤

胆道肿瘤导致胰腺损伤机制除了继发性肿瘤外，还与二者特殊联动的生理功能相关，对胆道肿瘤转移性胰腺肿瘤的治疗，基于已发表的病例报告和回顾性研究显示，系统治疗和外科治疗是这类患者最主要的治疗手段。

1.系统治疗

目前对不可切除局部晚期或转移性胰腺癌总体治疗效果不佳，常用化疗药物包括吉西他滨、白蛋白结合紫杉醇、5-氟尿嘧啶、亚叶酸钙、顺铂、奥沙利铂、依立替康、替吉奥、卡培他滨等。对身体状况一般者，根据2022年胰腺癌诊疗指南，常用含吉西他滨的两药联合方案，包括联合紫杉醇、顺铂、卡培他滨、替吉奥等作为一线治疗标准方案，针对一线治疗失败者，如身体状况良好，可选择纳米脂质体依立替康联合5-氟尿嘧啶及亚叶酸钙。

胆系肿瘤的系统治疗可参考胰腺癌，包括辅助化疗和新辅助化疗、晚期系统治疗等，综合专家共识，辅助化疗多选择5-氟尿嘧啶或吉西他滨作为基础方案，新辅助化疗建议使用吉西他滨联合顺铂，而针对晚期的系统治疗，推荐使用吉西他滨联合顺铂作为一线治疗标准方案。有文献报道，晚期患者使用标准方案可将总生存期从8.1个月提高到11.7个月。

对拒绝手术治疗或因医学原因不能耐受手术治疗者，推荐高剂量少分次或SBRT放疗，同时结合新辅助或同期放化疗，SBRT的总剂量和分割剂量目前无明确标准，目前推荐分割剂量为每5次25~45 Gy或每5次33~40 Gy，每次6.6~8.0 Gy。进展速度相对缓慢转移性胰腺癌，原发病灶和转移灶均接受高剂量放疗，局部控制率可转化为生存时间延长。

2.外科治疗

肝门部胆管肿瘤导致转移性胰腺肿瘤未见治疗的文献报道。但远端胆管癌多因解剖部位毗邻，容易侵及胰腺，特别是胰头，建议行胰十二指肠切除术，在保证切缘阴性的前提下，手术取得的治疗效果和并发症发生率无明显差别。根治性R0切除是患者唯一获得治愈的有效手段，术中对胆管切缘、胰管切缘需进行术中冰冻病理检查，确认切缘未见肿瘤累及。标准的胰十二指肠切除术和保留胃幽门的胰十二指肠切除术疗效和并发症发生率无明显差别。早期远端胆管癌腹腔镜及机器人手术与开放手术相比远期疗效无明显差别，但在术后的快速康复方面有明显的优势。

3.其他治疗

内镜治疗：对怀疑胰腺内转移性肿块或转移性肿瘤直接侵袭胰腺导致的胰管阻塞引起的急性胰腺炎患者，在饮食限制和静脉输液的保守治疗以及化疗方案都无效的情况下，根据患者身体状况，可行ERCP术，将支架植入胰管内，缓解梗阻。此外，转移性胰腺肿块导致胆道梗阻，除了针对胰腺肿块制定相应的化疗方案外，还应针对胆道梗阻进行ERCP胆道引流或经皮胆管支架植入，这不仅有助于预防胆管炎等并发症，还能预测症状的控制情况。

（二）急性胰腺炎

胆道系统肿瘤导致急性胰腺炎的主要原因，考虑胆管癌栓脱落，但发生急性胰腺炎的情况较为罕见。

1.内科治疗

内科治疗方案基本同胆源性胰腺炎，主要包括以下几点：减少胰酶分泌、抑制已分泌的胰酶活性、抑制炎性反应、纠正内环境紊乱、营养支持等，并发感染者尽早给予抗感染治疗。急性重症胰腺炎在上述治疗基础上强化营养支持、抗感染治疗，并积极保护器官功能，应加大抑制胰酶、控制过度炎性反应的治疗，除予足够的药物治疗外，有条件的可加用血液净化，在维持内环境稳定的同时减少并清除炎性介质。由于胰腺炎患者对化疗耐受性很差，因此对Ranson评分较高（>3）的患者不建议进行化疗。

2.外科治疗/内镜介入治疗

由于胆管癌栓引起机械性梗阻原因是肿瘤沿着胆管生长，并向远端延伸，部分肿瘤组织自近端胆管腔内生长并脱落，进入远端胆管引起梗阻，继发化脓性胆管炎或胰腺炎。对于已不具备手术条件的胆管癌栓可用减黄手术或介入治疗。目前临床常用治疗方法包括内镜下乳头括约肌切开术+ERBD+肝动脉栓塞化疗等，其中ERBD是目前较为常用的减黄手段。通过ERCP，在内镜下切开壶腹部括约肌且插入超滑导丝进行球囊扩张，并沿导丝释放支架，且十二指肠乳头的切开有利于脱落的癌栓经胆道排出，是现阶段微创减黄手术中最常用的。如果患者胆管梗阻的同时合并有胆管感染或术中胆道出现出血，则应当先放置鼻胆管引流，待黄疸程度减轻、炎症得到控制及出血情况稳定后再放入支架。

对类似患者，已行肝叶切除且肝内肿瘤复发、无法再行肝切除+BDTT摘除术的患者，可行单纯取栓术，以解除黄疸、改善肝功能，提高患者生存质量。由于绝大多数癌栓与胆管壁无紧密粘连，癌栓易被取出，但取栓后BDTT根部出血是手术中的棘手问题。如今采用的胆管内射频治疗联合胆管支架植入，可有效地烧灼灭活残留癌栓及预防术后出血的发生。

（三）慢性胰腺炎

1.内科治疗

急性发作期治疗原则同急性胰腺炎。非急性期的慢性胰腺炎，则以改善胰腺外分泌功能不全的治疗为主，应用外源性胰酶替代治疗，首选含高活性脂肪酶的肠溶包衣胰酶制剂，餐中服用；疗效不佳时可加服抑酸剂。营养不良的治疗以合理膳食+胰酶替代治疗为主，症状不缓解时可考虑补充中链甘油三酯。脂溶性维生素缺乏时可适当补充维生素D。此外，慢性胰腺炎反复发生，需要对患者进行血糖监测，怀疑存在胰岛素抵抗的患者，排除禁忌后可选用二甲双胍治疗；口服药物效果不佳时改为胰岛素治疗，对于合并严重营养不良患者，首选胰岛素治疗。

2.内镜介入治疗

内镜治疗是解决慢性胰腺炎梗阻性疼痛的首选方法。通过内镜治疗解除梗阻后，此类患者疼痛完全缓解或部分缓解率可达71%及24%。内镜治疗后，临床上宜评估6~8周，如果疗效不满意，可考虑手术治疗。

远端胆道肿瘤随着病情进展可出现胆总管狭窄、侵及主胰管并狭窄或炎症，出现梗阻性黄疸持续1个月以上的胆汁淤积时，可行ERCP下胆道支架置入治疗改善症状。

（四）药源性胰腺炎

白蛋白结合紫杉醇作为胆道系统肿瘤的化疗药物选择之一，紫杉醇等均归类于明确与胰腺炎相关的药物，使用紫杉醇存在诱发药源性胰腺炎风险，在使用过程中需要监测症状体征、胰酶指标及腹部影像学。如考虑药物引起胰腺炎的药物，病情许可情况下，应当立即停药；如不能停用，优先选择其他类别的药物代替，否则选择同类别其他药物。后续治疗措施与胰腺炎诊治指南相同，对轻中度急性胰腺炎，给予禁食水、补液、抑酸和抑制胰酶分泌，纠正水、电解质紊乱等支持治疗，防止局部及全身并发症；重度急性胰腺炎，收入重症监护病房密切监测生命体征，进行液体复苏，维护脏器功能，营养支持，处理并发症。

用于肿瘤治疗的分子靶向疗法（molecularly targeted treatment，MTT）对肝脏和肠道毒性已被广泛报道，但对胰胆系统毒性了解较少。分子靶向治疗的胆胰毒性表现多样，严重程度不同，包括无症状的肝功能异常、急性胰腺炎、胆囊炎等，治疗取决于病情的严重程度。MTT相关的胃肠道副作用可能表现为恶心、呕吐、腹泻、腹痛、肝功指标升高和胰酶升高。应根据病情和化验指标（如胰酶）升高的严重程度，酌情评估是否减少甚至暂停治疗。在接受ICIs治疗的患者中若出现胰腺炎，可以给予免疫抑制剂、皮质类固醇或霉酚酸酯等治疗。

（五）胰管病变

胆系肿瘤可造成胰管结石或因继发肿瘤、胰腺炎反复发作导致胰管狭窄。胰管结石根据X线可否透过分为阳性结石与阴性结石，可单独或多发存在，主要分布于胰头部。对体积较小主胰管结石，ERCP可成功完成引流；对大于5 mm主胰管阳性结石，首选体外震波碎石术（ESWL）治疗，碎石成功后可再行ERCP取石，ES-WL+ERCP主胰管结石完全清除率达70%以上，主胰管引流率达90%。

肿瘤合并胰管狭窄，治疗原则为解除狭窄，充分引流胰液。ERCP胆胰管支架置入是最主要治疗方法，辅以胰管括约肌切开、狭窄扩张等操作。对主胰管严重狭窄或扭曲，导致ERCP反复插管不成功者，可尝试经副乳头插管；对ERCP操作失败者，可采用EUS引导下胰管引流术行姑息治疗。

五、预防和康复

胰腺转移肿瘤多属于肿瘤晚期，根据原发肿瘤生物学特性选择不同模式的整合疗法。针对单个胰腺转移瘤，如无其他手术禁忌证应积极给予手术治疗，尽可能切除一切病灶。胰腺转移灶切除可明显缓解症状并能延长患者生存时间。对不能进行手术治疗的胰腺转移肿瘤，采用局部放疗联合化疗或腹腔热疗，可提高生存质量并延长患者生存时间。化疗则以奥沙利铂和氟尿嘧啶为主。放疗可使30%~50%的胰腺转移瘤所引起的疼痛得到缓解，并能抑制肿瘤生长。一旦做出分子靶向治疗药物相关急性胰腺炎诊断，肿瘤科可决定是否继续化疗，减少甚至停止可疑药物，也可尝试用相同类药物进行再治疗，尽管在再治疗过程中有很高的胰腺炎发生率。

第八章

淋巴肿瘤相关胰腺损伤

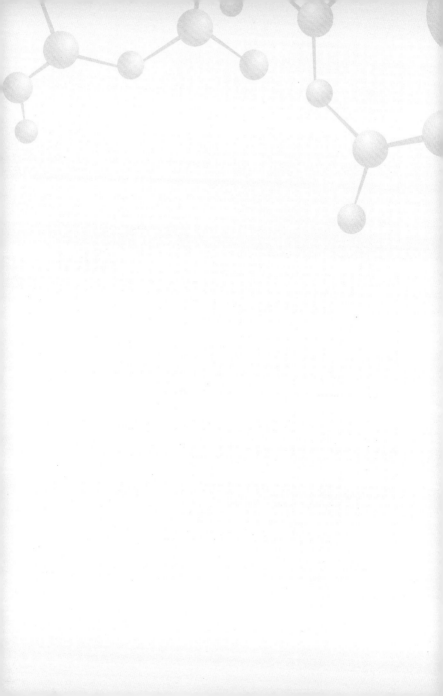

一、淋巴瘤相关胰腺损伤及机制

淋巴瘤侵犯胰腺所致继发性淋巴瘤较常见，非霍奇金淋巴瘤和霍奇金恶性淋巴瘤均可累及胰腺，继发性胰腺淋巴瘤占非霍奇金淋巴瘤30%。儿童非霍奇金淋巴瘤是最常见的胰腺继发肿瘤，其中弥漫大B细胞淋巴瘤、Burkitt淋巴瘤多见，大约10%患者在出现Burkitt淋巴瘤时会发生胰腺受累，多为局部浸润累及胰腺，胰腺的霍奇金淋巴瘤极少见。

（一）淋巴瘤相关胰腺损伤机制

淋巴瘤是起源于淋巴造血系统的恶性肿瘤，主要表现为无痛性淋巴结肿大，肝脾肿大，全身各组织器官均可受累，伴发热、盗汗、消瘦、瘙痒等全身症状。好发于淋巴结，由于淋巴系统全身分布特点，使淋巴瘤属于全身性疾病，几乎可以侵犯到全身任何组织和器官，包括胰腺。

淋巴瘤引起胰腺损伤的可能机制如下。

1）淋巴瘤累及胰腺引起胰腺转移癌。最常见受累方式是从腹膜后淋巴结、十二指肠或相邻胰周淋巴结延伸。

2）淋巴瘤可引发胰腺炎。可能机制包括肿瘤直接侵犯或胰周淋巴结受累后引起胰腺导管阻塞或破裂，或胰腺侵犯破坏血管引起。

（二）淋巴瘤治疗相关的胰腺损伤及机制

1.化疗药物

用于淋巴瘤化疗的药物种类繁多，包括长春新碱、多柔比星、环磷酰胺、依托泊苷、卡铂、泼尼松等。这些药物单用或联用有药物性急性胰腺炎（drug induced acute pancreatitis，DIAP）报道，包括多西他赛/卡铂、洛铂/依托泊苷、长春花碱/顺铂、长春新碱/多柔比星/环磷酰胺/异环酰胺/天冬酰胺酶联合化疗。DIAP损伤机制可能由于特异性反应（超敏反应或毒性代谢物累积），而非药物本身固有毒性。糖皮质激素是临床常用药物之一，主要不良反应包括骨质疏松症、糖尿病和消化性溃疡。有学者报道口服糖皮质激素可引起DIAP。糖皮质激素诱发AP机制尚不清楚，可能与糖皮质激素对基因转录的影响有关。

左旋门冬酰胺酶（L-ASP）是一种酰胺基水解酶，广泛用于淋巴瘤治疗，有致急性胰腺炎风险，胰腺损害是使用门冬酰胺酶制剂引起的严重并发症之一，L-ASP引起的出血性胰腺炎约占2.5%，发生率虽低，但严重时可致死亡。门冬酰胺酶制剂引发胰腺损害发生的机制仍不清楚，可能与以下因素相关：①门冬酰胺（asparagine，Asn）是蛋白质合成的重要氨基酸之一，人体正常细胞能自身合成 Asn，满足细胞蛋白质合成需要，肿瘤细胞由于缺乏 Asn 合成酶须从细胞外摄取，从而使生长繁殖受抑制。门冬酰胺酶具抑制蛋白质合成特性，过多消耗血循环中 Asn，机体某些代谢旺盛器官，如胰腺的正常细胞机制也受影响；②门冬酰胺酶引起胰腺消化酶的激活，胰腺发生自身消化而引起的化学性炎症；③因消化酶激活，引起胰腺实质遭到破坏，蛋白酶原或胰腺内其他的酶逐步激活进一步加重胰腺自身消化或周围组织被消化，甚至可发生由炎症介质引起的瀑布级联式炎症反应，加上凝血功能障碍等，导致出血性胰腺炎，严重时可引起多器官功能衰竭。可能与遗传有关，因为急性胰腺炎通常在给予一次或几次 ASP 后发生，并且急性胰腺炎患儿在再次暴露时具有高复发的可能性。Shimizuv 等发现，L-ASP 治疗时，虽血清淀粉酶和脂肪酶无变化，但胰蛋白酶明显增高，这可能是造成胰腺损害的主要因素。近 10 余年来，培门冬酶（polyethylene glycol conjugated asparaginase，PEG-ASP）作为新型 ASP 制剂应用于临床，是一种经聚乙二醇化学偶联修饰的门冬酰胺酶制剂，具有半衰期长、低免疫原性的特点，其诸多优越性已有所体现，尤其是过敏反应发生率可明显降低。但国内外大样本资料显示，PEG-ASP相关急性胰腺炎也可高达2%~18%，与L-ASP相似。化疗后，患者免疫功能低下，骨髓造血功能处于Ⅱ度抑制，可导致胰腺机会感染，甚至导致胰腺气性坏疽发生。

2.放射治疗

淋巴瘤放疗可以导致慢性胰腺炎，出现间质水肿，胰腺实质纤维化，胰管扩张及血管纤维化。放疗引起慢性胰腺炎的主要生理病理机制是引起血管纤维化。

3.免疫治疗

淋巴瘤免疫治疗药物包括利妥昔单抗、本妥昔单抗及泊洛妥珠单抗等，经单抗靶向特异性识别瘤细胞表面抗原，然后利用细胞自身具有的内吞效果使化学小分子药物进入瘤细胞体内发生药力，从而达到杀死瘤细胞的意图，用于淋巴瘤等治疗。

有病例报告指出本妥昔单抗可诱发急性胰腺炎，在服药两周后出现急性上腹部疼痛，实验室和放射学检查结果证实为急性胰腺炎，经对症支持治疗后好转。其可能机制是循环中未结合的单甲基金黄色葡萄球菌素 E 或胰腺中出现孤立的 CD30 阳性的恶性细胞。利妥昔单抗在临床试验研究期间发现 48 例患者中有 1 例患者出现急性胰腺炎，且 Anderson K 等最近报道泊洛妥珠单抗联合苯达莫司汀及利妥昔单抗治疗淋巴瘤时出现急性胰腺炎，但具体机制不明。

PD-1 / PD-L1 通路在肿瘤免疫逃逸中发挥重要作用，这为复发 / 难治性恶性淋巴瘤的治疗带来了新思路。临床已开展的针对 PD-1 / PD-Ll 通路的免疫检查点抑制剂主要为抗 PD-1 单抗，包括 Nivolumab（Opdivo）和 Pembrolizumb（Keytruda）。一项针对霍奇金淋巴瘤的 I b 期临床研究显示：Pembrolizumab 治疗后随访 17 个月，70% 的患者反应持续时间超过 24 周，其药物相关不良事件包括急性胰腺炎（4%）。

二、淋巴瘤相关胰腺疾病

（一）急性胰腺炎

淋巴瘤可引发急性胰腺炎，较少见。淋巴瘤累及胰腺或胰周组织可以导致急性胰腺炎发生。临近肿大淋巴结压迫胰腺也可导致急性胰腺炎发生。Lee AC 等报道，Burkitt 淋巴瘤中可出现急性胰腺炎，多见于 15 岁以下儿童。Hung SS等报道，29例可引起急性胰腺炎的转移性肿瘤中包括支气管癌（12例）、淋巴瘤（10例）、胃癌（5例）、黑色素瘤（1例）和扁桃体癌。

（二）慢性胰腺炎

淋巴瘤放疗后可出现慢性胰腺炎。Lévy P等报道，5名非酒精性慢性胰腺炎，包括霍奇金淋巴瘤4例及精原细胞瘤1例，这些患者均接受过6~20年（中位数为7年）剂量为3600~4050 rads的放疗。慢性胰腺炎的临床表现包括腹痛（$n=5$）、急性胰腺炎（$n=3$）、假性囊肿（$n=3$）、胆总管狭窄（$n=2$）、十二指肠狭窄（$n=1$）、脾静脉阻塞（$n=1$）、糖尿病（$n=4$）、脂肪泻（$n=4$）和胰腺钙化（$n=1$）。

（三）自身免疫性胰腺炎

慢性胰腺炎患胰腺癌高风险提示慢性炎症反应参与肿瘤发生发展。鉴于AIP是胰腺慢性纤维炎性疾病的一种独特形式，AIP亦可能是癌前状态。有研究报道，AIP与非胰腺肿瘤的发生有关，在AIP诊断后一年内，有相当数量的AIP患者被检测出有恶性肿瘤，包括胃癌、肺癌、前列腺癌、淋巴瘤等。AIP不是胰腺肿瘤的癌前状态，而可能是伴瘤综合征的一种表现，但其具体机制不明。Shiokawa等分析了患有肿瘤的AIP患者癌组织中IgG4的表达，发现部分癌组织中可见IgG4阳性的浆细胞表达，AIP患者的癌症和胰腺组织可能具有共同的关键免疫反应。

（四）胰腺外分泌功能不全

当放疗引起慢性胰腺炎之后，患者易出现内外分泌功能不全，给予补充胰酶制剂和调整血糖等对症支持治疗。

三、恶性淋巴瘤胰腺损伤的诊断和鉴别诊断

（一）诊断

1.临床表现

恶性淋巴瘤是具有相当异质性的一大类肿瘤，虽好发淋巴结，但淋巴系统呈全身分布特点，使淋巴瘤也几乎可侵犯到全身任何组织和器官。临床上有局部和全身表现。

转移至胰腺时，症状是非特异性的，包括腹痛、胃肠道出血和体重减轻。部分患者会出现胆总管梗阻伴黄疸、主胰管梗阻和急性胰腺炎，与胰腺导管腺癌相比，转移瘤中胆胰管梗阻的发生率较低。

2.实验室检查

完善血常规、肝肾功能、血沉、血清乳酸脱氢酶、

β₂-微球蛋白、幽门螺杆菌检查，外周血EB病毒DNA滴度测定等检验；骨髓穿刺和活检可判断淋巴瘤是否浸润骨髓；脑脊液检查，包括脑脊液常规、生化和细胞学检查，尤其是一些特殊类型淋巴瘤，例如Burkitt淋巴瘤、淋巴母细胞淋巴瘤，必须常规行预防性腰穿鞘注化疗，随化疗方案而定。

3.影像学检查

转移性胰腺癌可表现为单发（50%~73%）、多发（5%~19%）和弥漫浸润（15%~44%）。由于肿瘤坏死，病灶可能是均质的、异质的或周边增强的低密度病灶。肿瘤可能是圆形、卵圆形、边界清楚，或边界不清，边缘浸润。大多数是实性的，但有些可能是囊性或有囊性成分。可能是等密度或高密度，以及乏血供或富血供。这些影像模式与原发性胰腺恶性肿瘤重叠。

4.内镜检查：EUS、ERCP等

EUS对怀疑转移瘤病例有较大价值，可更清晰判断肿块范围、形状，FNA可得到所需病理标本。对性质不明胰腺实性占位病变，可通过EUS-FNA行细胞病理学诊断，明确占位性质，EUS-FNA是胰腺病变进行病理学诊断首选方式。国外一项回顾性、多中心研究表明，

EUS-FNA对疑诊胰腺转移肿瘤确诊率为100%，其中17%病例CT未能提供足够依据。FNA对胰腺淋巴瘤诊断具较高准确性，敏感性为88%，假阴性率为4%。FNA具一定假阳性率，目前发现流式细胞检查联合FNA能提高原发性胰腺淋巴瘤（primary pancreatic lymphoma，PPL）诊断效能，准确率可增加至100%。Benning等报道，FNA确诊176例胰腺恶性病例中有19例胰腺转移癌，其中非霍奇金淋巴瘤7例，霍奇金淋巴瘤2例。现场细胞学评估显示，淋巴组织可疑淋巴瘤时应额外进行流式细胞学样本采集，有助疾病诊断。

ERCP可用于检查胰腺疾病导致的胆胰管狭窄，并可放置引流支架。

（二）鉴别诊断

需与急性胰腺炎、慢性胰腺炎、自身免疫性胰腺炎、胰腺肿瘤等进行鉴别诊断。

四、淋巴瘤相关胰腺损伤的治疗

淋巴瘤合并急性胰腺炎内科保守治疗方案需给予禁食、抑酶、补液等对症支持治疗，出现重症急性胰腺炎时，化疗药物有利于控制病情，也有报道在淋巴瘤出现急性胰腺炎后，放疗可缓解症状。然而，淋巴瘤患者接受化疗及免疫抑制剂治疗出现 DIP 时，诊治应更加慎重。由于停止化疗及免疫抑制剂治疗会严重影响患者预后，临床需仔细评估是否存在胰腺炎及其严重程度，不轻易中断治疗。无症状患者，若只有酶升高，可继续给药。淋巴瘤合并胰腺转移浸润时，需积极放化疗及生物治疗控制病情。

五、预防和康复

淋巴瘤诊治过程中，患者出现上腹痛、腹胀等不适时，应注意排除相关胰腺病变，明确有无胰腺转移癌、肿瘤或药物相关胰腺炎，以及放疗相关慢性胰腺炎，争取做到早发现、早治疗。胰腺损害是 L-ASP 最严重的不良反应之一，死亡率较高，一旦发现胰腺损伤迹象，应马上停药。主要预防措施：对曾发生严重 L-ASP 相关副作用患者在当次或下次 L-ASP 化疗疗程中谨慎改用小剂量 L-ASP。原发性胰腺淋巴瘤生存率较胰腺癌高。Yoon 等报道，1 例接受化疗原发性胰腺淋巴瘤Ⅳ期患者，复发后行外周血干细胞移植，在随访至 30 个月时该患者仍存活。联合使用柔红霉素和泼尼松治疗的淋巴瘤患者其胰腺炎发生风险显著增加，而以地塞米松代替泼尼松可使其发生风险下降。此外，门冬酰胺酶相关胰腺炎发生率与用药频次有关，儿童肿瘤组织（pediatric oncology group，POG）的一项临床研究表明，高危组的pre-B-ALL患者使用PEG-Asp进行强化治疗，当密集使用PEG-Asp时，胰腺炎发生率可达30%。临床治疗中，需重视门冬酰胺酶相关胰腺损害的预防及监测，接受门冬酰胺酶治疗患者，需严格执行低脂饮食，给药前、中、后需定期检测血清淀粉酶、脂肪酶，发现胰腺炎两项指标升高而无临床症状时，先行动态观察，必要时停用门冬酰胺酶，一旦确诊胰腺炎，需立即停药。

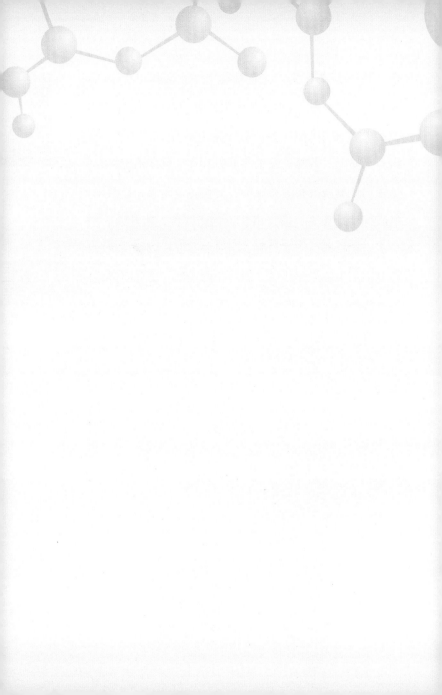

第九章

肾肿瘤相关胰腺损伤

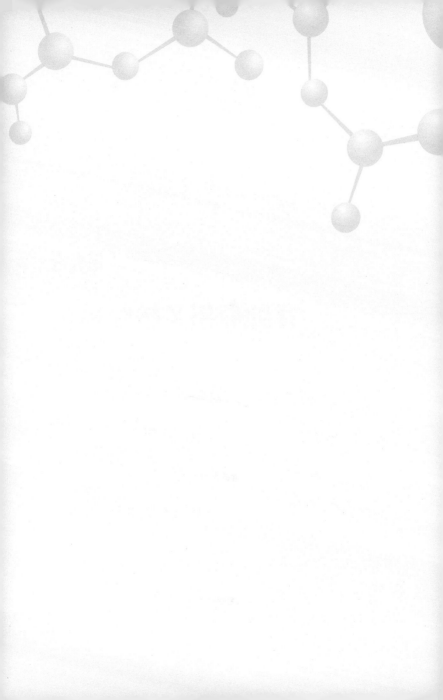

一、肾肿瘤相关胰腺损伤及机制

（一）肾肿瘤相关胰腺损伤机制

肾肿瘤占泌尿系肿瘤的第二位，仅次于膀胱肿瘤，2018年全球肾癌新增40.3万人，占所有新发恶性肿瘤的2.2%，排第16位，死亡17.5万人，占所有恶性肿瘤死亡病例的1.8%。肾肿瘤约95%是恶性的，良性很少见。肾良性肿瘤可能起源于肾皮质组织、肾实质内的各种间质细胞及肾被膜，包括良性肾囊肿、肾皮质腺瘤、后肾腺瘤、肾血管平滑肌脂肪瘤、肾嗜酸性细胞腺瘤、囊性肾瘤等，这些肿瘤多数采取手术切除治疗，部分无症状良性肿瘤可先观察。肾恶性肿瘤即肾癌，是一种异质性很强的肿瘤，起源于肾小管上皮的肾细胞癌占80%~90%，恶性肿瘤包括肾透明细胞癌、肾乳头状癌、嗜酸细胞性和嫌色肾肿瘤、集合管癌、分子定义的肾癌等。肾癌不仅可造成局部损伤，也可导致包括胰腺在内的全身其他组织和器官损伤。肾癌引起胰腺损伤的可能机制如下。

1）肾癌是转移性胰腺癌高发的原发肿瘤，继而引起胰腺损伤，转移机制仍有争议，目前有3种观点。①直接浸润：肾脏和胰腺均为腹膜后位器官，解剖关系密切，两者仅由肾周脂肪间隔，极易转移至胰腺；②淋巴转移：肾癌最重要的转移途径为淋巴转移，腹膜后淋巴管网丰富，癌组织存在沿淋巴管周围转移的可能性，但有报道在术后病理中淋巴结阳性仅5.1%，胰腺转移位置与肾癌原发灶位置在淋巴回流路径方面无相关性，且病灶周围很少淋巴结转移；③血行转移：该观点认为瘤细胞可能经丰富侧支血管播散到胰腺，病理学检查中26.2%患者存在血管浸润，但无法解释胰腺转移瘤发病部位与原发肾肿瘤位置关系并无联系，且其他器官并未出现同时转移情况。

原发性肾癌与胰腺转移灶的部位并无固定关系，病灶可发生于胰腺任何部位，其中以胰头部常见，其次是胰尾部、胰体部。转移类型包括单发型、多发型及弥漫型。

2）胰腺转移病灶阻塞胰管，可出现胰管扩张、胰腺萎缩及胰腺炎症状。有学者报道，以胰腺炎反复发作为主要表现的胰腺转移性肾透明细胞癌，胰腺头部肿块压迫胰管致胰液分泌不畅，进而导致急性胰腺炎反复发作。

3）肾癌还可通过高钙血症引发胰腺炎。肾癌患者可引起高钙血症，进而引起急性胰腺炎。高钙血症导致胰腺炎的机制包括：①胰腺导管内钙沉淀和结石形成，导致导管阻塞和继发性腺泡损伤；②胰腺细胞直接损伤；③与高钙血症相关的栓塞性或血栓性血管损伤；④通过离子钙浓度增加，胰腺内无活性胰蛋白酶原转化为活性胰蛋白酶。

（二）肾肿瘤治疗相关胰腺损伤及机制

1.化疗药物

肾癌对化疗不敏感，基本被靶向及免疫治疗所替代。而DIAP是药物诱发的一种消化系统急性炎症性疾病，关于肾癌化疗药物对胰腺损伤无相关病例报道。

2.放射治疗

传统认为放疗对肾癌疗效不佳。但作为晚期不能切除肾癌的姑息治疗，能减轻局部疼痛，缓解血尿等症状。近年，以立体定向体部放疗为代表的高剂量适形放疗可显著提升疗效，导致胰腺炎损伤未见文献报道。

3.介入治疗

肾癌若无法行外科切除手术，可行介入治疗，其中选择性动脉化疗栓塞术，通过灌注化疗药物杀伤瘤细胞，化疗药物引起胰腺损伤，目前无相关报道。

4.免疫治疗

免疫检查点抑制剂（ICI）主要包括抗PD-1抗体、PD-L1抗体和CTLA-4抗体等。为优化免疫治疗潜在获益，一些临床试验将抗PD-1/PD-L1抗体与抗CTLA-4抗体或TKI联用作为肾癌一线治疗，联用效果整体优于TKI单一治疗。

ICI引起的典型急性胰腺炎并不常见，但单纯胰酶升高的却很多。ICI与TKI联用可能会增加胰腺炎发生率，因联用会加重药物对胰腺的毒性。患者有腹痛或恶心症状，应考虑免疫介导的胰腺炎可能。胰腺功能不全一般发生在ICI治疗后几个月，由胰腺β细胞免疫破坏引起胰岛素缺乏，从而引起糖尿病。

二、肾肿瘤相关胰腺疾病

（一）胰腺转移性肾癌

肾癌转移最常见部位是肺、骨、肝、脑和肾上腺。肾癌胰腺转移仅占转移癌少数，孤立性胰腺转移罕见，大部分与肾透明细胞癌有关，是肾透明细胞癌继发性病变主要集中的器官，常表现为唯一的播散部位，概率为2%~5%。肾癌可转移到胰腺任何位置，胰头最常见。肾癌胰腺转移瘤临床症状不典型，很难与其他消化道症状相鉴别。对236例肾癌胰腺转移的Meta分析发现，多数患者（35%）无症状，其次以上腹痛（20%）及上消化道出血（20%）较常见，也可见梗阻性黄疸（9%）、消瘦（9%）、反复发作胰腺炎（3%）及糖尿病（3%）等。

（二）急性胰腺炎

以胰腺炎反复发作为主要表现的胰腺转移性肿瘤，临床罕见。有关肾癌伴急性胰腺炎报道中描述患者血清钙和甲状旁腺相关肽水平均升高，提示肾癌引起的高钙血症是胰腺炎病因。还有病例报道，患者急性胰腺炎原因考虑为胰腺头部肿块压迫胰管致胰液分泌不畅，进而导致急性胰腺炎反复发作。

（三）自身免疫性胰腺炎

肾脏肿块是IgG4相关疾病胰外表现之一，其范围从小管间质性肾炎到结节性病变和类似肾癌的假性肿瘤。CT增强扫描在IgG4相关疾病中最常见的肾脏异常是多发性低密度病变，然而在3%~27%患者中也发现类似肾癌的肿块样病变。因此，自身免疫性疾病尤其IgG4相关肾病与肾癌常难鉴别。此外，有报道以自身免疫性胰腺炎影像学、血清学及临床症状就诊，经进一步检查或尸检明确为肾癌的病例，提示自身免疫性胰腺炎可能与肾癌伴发或由肾癌诱发。对自身免疫性胰腺炎和肾癌间是否有潜在联系并未进行解释。

三、肾癌相关胰腺损伤的诊断和鉴别诊断

（一）诊断

1.临床表现

肾癌首发临床表现可以是血尿、腰痛、腹部包块等"肾癌三联征"，也可以无明显临床表现而由影像学检查发现。肾癌易发生远处转移，原发灶因位置隐蔽可无明显症状或体征，因此一些肾癌患者可以转移灶临床表现就诊。部分肾癌胰腺转移有异时性，最常见是确诊后12~25年。超过50%胰腺转移性肿瘤无症状，肿瘤常在原发病变术后随访中被发现。出现症状时，常非特异性，主要是上腹痛，其他症状有贫血、体重减轻、呕吐、黄疸或消化道出血等。少数可出现急性胰腺炎。因此，在出现上腹胀痛等症状时，应注意明确有无胰腺转移癌及急性胰腺炎。

2.实验室检查

主要参考急性胰腺炎相关化验，包括淀粉酶、脂肪酶、CRP、降钙素原、血钙及甲状旁腺激素相关肽，以及胰腺外分泌功能检测等。

3.影像学检查

肾透明细胞癌的胰腺转移瘤出现时间较晚。有学者认为一些瘤细胞在术前就已发生了亚临床转移，胰腺内的环境使转移瘤细胞长期处于休眠状态，在术后很长时间后被唤醒。这种情况和常见的转移瘤出现时间不同，因此容易造成诊断困扰。有研究显示，多发肿瘤占多数，且大小不等，符合转移瘤表现。

CT对肾癌胰腺转移诊断具有重要价值，可发现胰腺占位性病变，但要注意区分转移瘤和原发肿瘤。大多数胰腺转移病灶强化程度和方式与原发肾癌相似，动脉期强化明显，静脉期强化减弱，延迟期强化明显减弱，呈现"快进快出"。胰腺癌动脉期可见轻度强化，静脉期延迟强化，延迟期增强。这与乏血供原发性胰腺癌相鉴别，但与胰腺神经内分泌瘤在影像学上特点相似，区分肾癌胰腺转移与胰腺神经内分泌瘤尚存一定困难，应结合病史、病理确诊。胆总管和主胰管梗阻较常见，邻近组织局部侵犯、淋巴结转移和肝脏转移较常见。鉴别时需综合考虑临床表现、血清标志物及既往病史。

MRI增强表现与CT类似，动脉期呈明显强化，静脉期及延迟期病灶信号均高于或等于正常胰腺组织。

PET-CT有助排除其他器官转移，带^{18}F-FDG和^{68}Ga的双示踪PET-CT，常用胰腺神经内分泌瘤诊断，但有病例报道该检查的缺陷性，即双示踪PET-CT提示为高分化胰腺神经内分泌瘤，但针吸细胞检查提示为肾癌胰腺转移。

4.内镜检查

超声内镜下穿刺活检术可获取细胞病理学行疾病诊断，Kawakami等报道采用EUS-FNA/B术前确诊肾癌胰腺转移病例。

（二）鉴别诊断

需与急性胰腺炎、慢性胰腺炎、自身免疫性胰腺炎、胰腺肿瘤等鉴别。

四、治疗

（一）胰腺转移癌的治疗

1.外科治疗

肾癌胰腺转移具有选择性。当肾癌仅发生胰腺转移时，手术治疗常能取得较好疗效。当胰腺转移性肾癌不伴其他器官转移时，手术切除癌灶是首选治疗。对胰腺单发病灶，可行胰体尾切除术、胰十二指肠切除术或全胰十二指肠切除术。研究发现，对胰腺多发转移患者，即使存在其他转移部位或多灶性转移情况也应首选手术切除，单病灶和多病灶预后差异无统计学意义，但对多病灶病变或非典型切除的患者，复发率在50%以上。多数研究认为，对胰腺多发转移或存在胰外转移时，应评估患者年龄、基础疾病、术后并发症、预期生存期等综合因素，确定能耐受手术情况下应尽可能多地保留胰腺组织以维持其功能，并延长无病生存期。Sellner等的荟萃分析也显示，全胰腺切除术后（30例）5年存活率与胰腺部分切除术（126例）比较差异无统计学意义，显著优于非手术治疗患者。

2. 内科治疗

随着靶向药物兴起，胰腺转移性肾癌的放化疗逐渐被靶向药物治疗替代，包括血管内皮生长因子（VEGF）通路抑制剂和哺乳动物雷帕霉素靶蛋白（mTOR）抑制剂。

靶向治疗：①酪氨酸激酶抑制剂（TKI），属于VEGF通路抑制剂，有研究发现，在肾透明细胞癌中，癌细胞既可分泌VEGF，也可表达VEGFR，实现自我调控，同时VEGF表达强度与肾癌血管密度相关，由于肾癌组织内血管内皮细胞常高表达VEGFR，这是目前多数

TKI分子治疗的主要靶点。多项研究表明，当肾癌发生转移时，相比非胰腺转移者，应用TKI能显著延长患者中位生存期。例如Grassi等分析了应用TKI治疗354例肾癌，发生胰腺转移者（24例）与未发生胰腺转移者（330例）比较，中位生存时间明显延长（分别为39个月和23个月）。波兰的一项多中心研究，纳入34例胰腺转移肾癌和287例非胰腺转移肾癌，均应用TKI治疗，中位OS分别为46.1个月和23.1个月，胰腺转移患者的生存时间明显延长，胰腺转移并非独立预后因素，但可提示相对惰性生物学特征。②纳武利尤单抗，首个被美国FDA批准用于肾癌二线治疗的PD-1抑制剂，可抑制T细胞表面PD-1与瘤细胞表面PD-L1结合，干扰PD-1介导的免疫抑制反应，从而重新激活T细胞对瘤细胞免疫应答。对TKI治疗失败的肾癌，二线治疗Ⅰ级推荐药物包括纳武利尤单抗。且可用于治疗胰腺转移性肾癌。

（二）急性胰腺炎

肾癌免疫治疗药物PD-1或CTLA-4可诱发急性胰腺炎，该类胰腺炎可出现单纯胰酶升高，对此，静脉输液可预防远期不良后果，但具体补液方案尚无报道。

五、预防和康复

药物所致胰腺损伤，在肾癌治疗中，应注意所用药物的胰腺毒性，尽量选用无胰腺毒性或毒性小的药物，还应密切监测胰腺损伤的相关指标，对药物性胰腺损伤争取做到早预防、早发现、早治疗。肾透明细胞癌胰腺转移相较于其他肿瘤胰腺转移具更好预后，可能与肾透明细胞癌的生物学惰性、血管生成增强、无间质炎症特点有关。此外，严格随访方案，包括腹部CT、MRI或超声内镜，可带来延长生命的机会。

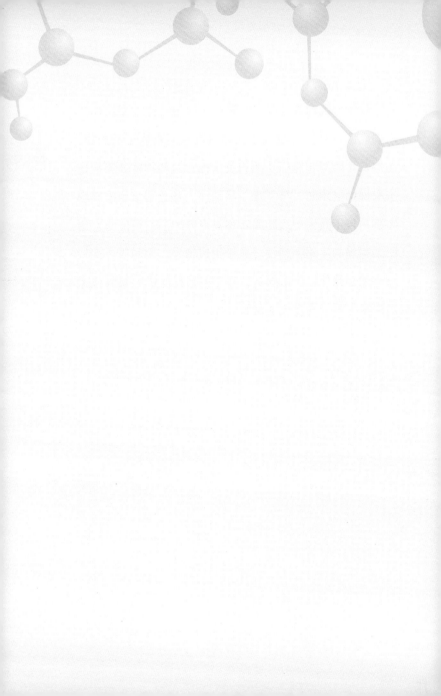

第十章

乳腺肿瘤相关胰腺损伤

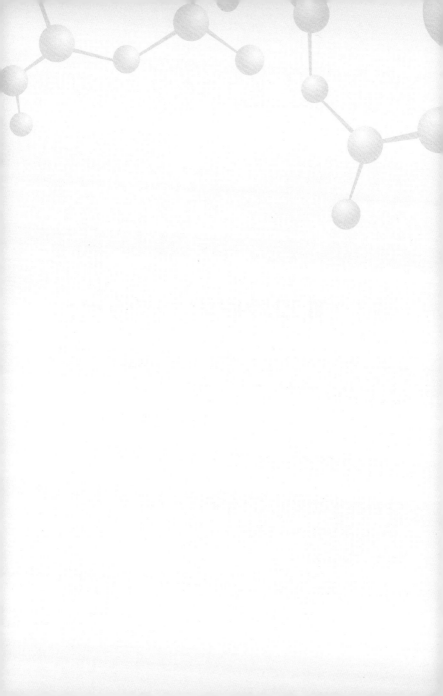

一、乳腺肿瘤相关胰腺损伤及机制

（一）乳腺肿瘤相关胰腺的损伤机制

乳腺肿瘤是指发生在乳房腺上皮组织异常增生的肿块。早期表现为患乳单发的、无痛性并呈进行性生长的小肿块。位于外上象限最多见，其次是乳头、乳晕区和内上象限。根据性质分良性和恶性肿瘤。良性肿瘤主要包括乳腺纤维瘤和乳管内乳头状瘤，还有少见脂肪瘤、错构瘤等，良性肿瘤生长极为缓慢，不会侵犯周围组织，一般不会对患者造成较大影响。恶性肿瘤多指乳腺癌和乳腺肉瘤等，恶性程度高，生长和扩散速度较快，已成为乳腺肿瘤中最常见死因。乳腺肿瘤，尤其是恶性肿瘤，不仅可造成局部损伤，也可导致全身其他组织和器官损伤，包括胰腺。乳腺肿瘤引起胰腺损伤的可能机制如下。

1）乳腺恶性肿瘤可转移至胰腺造成转移性胰腺癌，继而引起胰腺损伤。转移途径包括：淋巴转移、血行转移、直接浸润和局部种植，其中淋巴转移和血行转移较常见，其他转移途径少见。

2）乳腺恶性肿瘤导致转移性胰腺癌压迫胰管导致胰管阻塞或破裂，进而激活胰蛋白酶，发生胰腺自溶，从而损伤胰腺。

3）乳腺恶性肿瘤可侵犯或压迫胰腺神经和血管，造成胰腺血液供应障碍或中断，进而引起胰腺损伤。

4）乳腺癌伴发副肿瘤综合征，是免疫系统对正常组织的一种异常反应，通过自身抗体产生或通过T细胞攻击，免疫调节功能障碍和免疫系统对肿瘤和正常组织的交叉反应，导致胰腺的损伤。还可通过异位促肾上腺皮质激素（ACTH）的产生引起类固醇胰腺炎。这种异位ACTH的产生可刺激肾上腺皮质的组织增生和皮质分泌亢进，后者可通过增加胰腺分泌物黏度和延迟排空影响胰腺。随着类固醇浓度增加，胰酶分泌减少，局部炎症增强。

5）乳腺肿瘤还可通过高钙血症引发胰腺损伤。高钙血症的两个主要原因是骨转移（20%）和恶性肿瘤体液性高钙血症（HHM）（80%）。骨转移可致骨溶解和骨钙释放，腺泡内钙信号的异常在腺泡细胞损伤转导中也起关键作用，导致局部溶骨性高钙血症，进而使血钙异常升高。HHM是由原发肿瘤产生的体液因子导致，目前已有三种HHM诱导机制。较常见的是癌细胞分泌甲状旁腺激素相关蛋白（PTHrP），其次是甲状旁腺激素

（PTH）。PTHrP 与 PTH 具有高结构亲和力，两者均可激活位于成骨细胞前体上的 PTH / PTHrP 共同受体（PTH1R），导致核因子 κB 配体的受体激活剂表达、破骨细胞激活和骨吸收，从而促进血清钙水平升高。由恶性肿瘤产生的 1, 25-（OH）$_2$D 是一种较少见的 HHM 机制，可促进肠道对钙过度吸收。肿瘤导致的高钙血症通过分泌阻滞、分泌蛋白积累和可能蛋白酶激活来诱导胰腺损伤。

6）伴有 BRCA1 和 BRCA2 突变乳腺肿瘤，通过影响 DNA 修复过程，使患胰腺癌风险增加。

（二）乳腺肿瘤对治疗相关胰腺损伤及机制

1.化疗药物

近年，随着药物广泛应用，药物性胰腺炎（DIP）发病率呈上升趋势。DIP 发病率为 0.3%~5.3%，诊断要在胰腺病诊断基础上注意急性胰腺炎（AP）的发生时间是否在药物使用期间，停药后 AP 症状是否缓解或消失，以及再暴露后 AP 是否复发。研究发现，用于乳腺肿瘤化疗药物包括 5-氟尿嘧啶、卡培他滨、环磷酰胺、紫杉醇和 L-天冬酰胺酶等均可诱发胰腺损伤。药物导致胰腺炎发病机制包括药物直接毒性作用、过敏反应、特异体质反应、胰腺导管阻塞、药物引起高甘油三酯血症及高钙血症从而诱发 AP。L-天冬酰胺酶等细胞毒性药物对胰腺具较强毒性作用，可高度抑制蛋白质合成，还可引起胰腺实质发生凝固性坏死、溶血，胰腺分化功能障碍及脂肪组织坏死等。硫唑嘌呤等药物可引起机体过敏反应导致胰腺充血、水肿，从而释放激活胰酶的组胺等炎性介质而引发胰腺炎。

2.放射治疗

放疗是乳腺肿瘤重要治疗手段，由于射线生物学特性，放疗过程中射线有效杀死癌细胞的同时也会对正常胰腺组织产生一定损伤。动物实验表明，放疗后胰腺腺泡细胞可出现萎缩、脱颗粒及坏死，胰腺组织放疗后胰酶分泌量持续减少。

3.介入治疗

乳腺癌以全身放化疗为主，但不良反应较重。患者会因无法耐受而中止治疗，影响疗效。因此，介入治疗也广泛用于治疗乳腺癌。介入治疗是指未手术情况下，借助影像学设备，通过导管及穿刺针将药物或器械经身体微小切口或自然通道到达肿瘤部位发挥作用，分为非血管和血管介入治疗，其中血管介入治疗包括栓塞治疗及经导管动脉灌注化疗。经导管动脉灌注化疗涉及的化疗药物可能会导致胰腺损伤，具体机制见化疗药物部分。

4.免疫治疗

乳腺癌的免疫治疗包括过继性细胞免疫治疗（ACT）、免疫检查点抑制剂（ICI）治疗、肿瘤疫苗治疗和非特异性免疫刺激治疗。正常情况下，免疫系统可识别、杀伤并清除瘤细胞。但为了生存，瘤细胞会抑制T细胞活化，使瘤细胞免疫耐受能力增强，最终发生肿瘤免疫逃逸。基于此，免疫治疗可人为调节人体免疫功能，恢复消灭瘤细胞的能力。以免疫检查点抑制剂为代表的免疫治疗在乳腺肿瘤中不断取得重大突破。接受免疫抑制剂治疗的乳腺肿瘤患者未报道有胰腺损伤的不良反应，但针对其他肿瘤有胰腺损伤发生，例如黑色素瘤和肺肿瘤。因此，免疫治疗乳腺肿瘤时也要密切监测淀粉酶和脂肪酶的变化。

5.手术治疗

目前，乳腺切除术对胰腺的直接损伤未见报道，但可能会通过术后乳腺癌转移至胰腺方式间接损伤胰腺。肿瘤术后转移的可能机制为：手术未完全清除癌细胞、术中免疫抑制、术后全身炎症反应。

6.其他治疗

内分泌治疗是乳腺癌治疗选择之一，有研究报道他莫昔芬使用后重度高脂血症诱发的急性胰腺炎。可能机制如下：抑制甘油三酯脂酶，增加血清甘油三酯浓度；下调脂肪酸合酶表达和活性，从而抑制脂肪酸β氧化；影响脂质代谢相关核受体表达，促进脂肪酸合成。高脂血症诱发胰腺炎可能与胰脂肪酶水解甘油三酯和形成诱导炎症变化的游离脂肪酸相关。

二、乳腺肿瘤相关胰腺疾病

（一）急性胰腺炎

研究显示，乳腺肿瘤可出现恶性肿瘤转移相关性急性胰腺炎（metastasis–induced acute pancreatitis, MIAP），部分甚至以MIAP为首发表现，同时也会误诊为原发性胰腺恶性肿瘤。乳腺癌常见转移部位包括淋巴结、骨骼、肝脏，胰腺是乳腺癌器官转移罕见部位，占所有恶性肿瘤6%~11%。乳腺肿瘤MIAP常不易发现，一般在随访中影像学发现胰腺肿块，少部分出现腹部疼痛、左肩背放射痛、恶心、呕吐等。可诱发MIAP的常见乳腺肿瘤主要包括乳腺印戒细胞癌、小叶原位癌等。

这也仅限个案报道，临床缺乏对该病的系统认识。乳腺肿瘤诱发MIAP机制主要有：①胰腺和胰周淋巴组织受侵或十二指肠弥漫性转移，导致胰管远端梗阻产生机械性刺激，这会使腺泡细胞和胰管内分泌有活性的胰酶滞留，导致胰腺自溶。②乳腺肿瘤骨转移后导致血钙水平升高和乳腺肿瘤诱发血清甘油三酯水平升高均会导致急性胰腺炎，发生机制仍不清楚。

（二）慢性胰腺炎

乳腺癌常见转移部位包括骨、肝、肺、脑，胰腺转移罕见。恶性肿瘤胰腺转移，占胰腺恶性肿瘤5%，常见于周围脏器直接侵犯，如胃、肝、脾脏等。血行转移和淋巴转移常见于肾癌和肺癌，乳腺癌转移到胰腺极其罕见，仅在本已很小患者群体中占少数。乳腺癌转移到胰腺患者的诊疗的文献大多为病例报道。几乎所有描述胰腺转移的病例都是乳腺浸润性小叶癌（ILC），较少病例是浸润性导管癌（IDC）。*BRCA1* 和 *BRCA2* 是与乳腺癌和卵巢癌相关的肿瘤易感基因。研究表明，*BRCA1* 表达在慢性胰腺炎患者，尤其是在RNA水平上为下调状态。因为在流行病学和分子生物学水平上，慢性胰腺炎被认为是癌前病变，BRCA1 RNA下调可能是癌变过程的第一步。此外，由于在慢性胰腺炎患者，*BRCA1* 表达下调主要是在 RNA 水平上，*BRCA1* 蛋白表达未发生改变，这些细胞可能保留了对蛋白水平上 *BRCA1* 表达改变的补偿能力。慢性胰腺炎与胰外器官（如乳腺癌）而不是胰腺本身癌变相关机制未来仍需探讨。

（三）自身免疫性胰腺炎

自身免疫性胰腺炎（AIP）是一种胰腺慢性纤维化炎性疾病，在影像学上呈现胰管弥漫性或局限性狭窄，可伴有管壁不规则，且胰腺呈弥漫性肿大；血清学常表现为 IgG4 水平升高；组织病理学表现为 T 淋巴细胞和 IgG4 于胰腺周围和小叶间区聚集浸润。此外，在 AIP 患者中，AIP 的存在可能与胰腺外器官（如胃、肺和前列腺）肿瘤的风险相关。但 AIP 与胰腺外器官（如胃、肺和前列腺）而不是胰腺本身癌变相关机制尚不清楚。

（四）胰腺外分泌功能不全

胰腺外分泌功能不全（PEI）特征是胰腺外分泌酶缺乏，导致所有常量营养素消化不足，脂肪消化不足最具临床相关性。PEI 主要原因是慢性胰腺炎。然而，许多其他原因和条件可能与此也有关，包括囊性纤维化、胰管阻塞、胃和胰腺手术、糖尿病和其他肿瘤疾病。乳腺肿瘤致PEI临床罕见，但会导致患者产生消化吸收不良的临床症状，影响健康状态，因此临床应重视该病以尽早临床诊断。

三、乳腺肿瘤相关胰腺损伤的诊断和鉴别诊断

（一）诊断

1.临床表现

乳腺肿瘤相关胰腺疾病常以原发肿瘤引起的症状为主要表现。乳腺肿瘤常于偶然或常规体检时发现乳腺包块，进而确诊为乳腺肿瘤。当乳腺肿瘤转移累及胰腺时，大多患者表现为黄疸，可能与胰头胆管受压有关。部分可能以上腹痛或背痛，体重减轻，乏力，嗜睡，恶心，消化不良或食欲不振为主要临床表现。还有部分无明显临床表现，仅在常规检查或随访中发现胰腺占位。PEI相关临床症状主要表现为体重减轻、大便不规律、脂肪泻和腹痛等。

2.实验室检查

血清脂肪酶、淀粉酶、天门冬氨酸转氨酶、丙氨酸转氨酶、谷氨酰转移酶、碱性磷酸酶、总胆红素、直接胆红素、白细胞、血细胞计数、离子、凝血等实验室检查在乳腺肿瘤相关胰腺疾病诊断和鉴别诊断中有重要作

用。此外，肿瘤标志物（如CA15-3、CA19-9、CA-125及CEA）在乳腺肿瘤相关胰腺疾病与原发性胰腺疾病鉴别诊断中有重要作用。PEI检测方法分为直接和间接试验。尽管直接试验是检测胰腺外分泌功能的金标准，但也常用粪便胰腺弹性蛋白酶-1测定这一间接试验。

3.影像学检查

B超多显示不均匀或均匀低回声病变，边缘清晰，胰管轻度扩张。CT可见一个或多个低密度肿块。肿块位于胰头、体和尾部，甚及胰周。还可见胰周炎性改变，胰腺弥漫性肿胀，胰周、腹盆腔多发积液。增强CT多显示均匀或不均匀强化。MRI示可伴肝内外胆管扩张或阻塞、胰腺钩突增大、远端胰管扩张、胰周多发淋巴结肿大。乳腺B超显示单发或多发低回声结节。^{18}F-FDG PET/CT提示乳房肿块伴锁骨或腋窝淋巴结肿大等，可用于晚期乳腺肿瘤淋巴结筛查。

4.内镜检查

ERCP可用于检查胰腺疾病导致胆总管末端狭窄，并可放置引流支架。内镜超声（EUS）可显示与多种胰腺疾病相似的超声特征，如慢性胰腺炎EUS征象包括胰腺实质萎缩、钙化、胰腺导管内结石等。EUS-FNA进行病原学研究有助明确胰腺疾病性质。

（二）鉴别诊断

与其他病因导致的胰腺疾病相比，乳腺肿瘤相关胰腺疾病常可结合乳腺肿瘤病史、实验室检查及影像学检查加以区分。需结合临床表现、实验室检查及影像学检查结果，明确胰腺疾病类型。还需与急性胰腺炎、慢性胰腺炎、胰腺良性肿瘤、胰腺癌、胰腺神经内分泌瘤、胰腺假性囊肿和异位胰腺、自身免疫性胰腺炎鉴别。

四、乳腺肿瘤相关胰腺疾病的治疗

（一）急性胰腺炎

乳腺肿瘤合并转移性急性胰腺炎是一种罕见疾病，病因主要包括肿瘤相关高钙血症或应用化疗药物后引发的高脂血症，大多数乳腺肿瘤合并转移性急性胰腺炎的治疗仍是支持治疗，已发表的病例报道和回顾性研究显示，内科治疗是最主要治疗手段。

1.内科治疗

既往已发表的病例报告显示，乳腺癌患者在接受雌激素受体拮抗剂他莫昔芬治疗后发生了高脂血症性胰腺炎，患者在经过停药、禁食水、胃肠减压、补液、抗炎、止痛、降脂等对症支持治疗后，血脂水平得到有效控制、逐渐恢复正常，临床症状有效改善，随后更换化疗药物后，胰腺炎症状未再复发；研究认为，胰腺癌在应用他莫昔芬等可能影响血脂水平的化疗药物时，尤其是对有糖尿病、高脂血症等高危因素者，应密切监测血脂水平，必要时停药或更换化疗药。Muzaffar等报道，乳腺癌患者在接受曲妥珠单抗、卡培西滨治疗后发生了DIP，经禁食水、补液、抗炎等保守治疗后，临床症状得到改善。

高钙血症是乳腺肿瘤合并转移性急性胰腺炎的另一常见病因，Chen等报道一例乳腺癌骨转移继发高钙血症引发急性胰腺炎患者，尽管经过积极治疗，但仍死于感染性休克和多器官衰竭；对于高钙血症引发转移性急性胰腺炎，及时充分液体复苏和双膦酸盐治疗至关重要，对不能接受液体复苏疗法的肾功能不全患者，血液透析是有效替代方法。

2.外科治疗

乳腺肿瘤导致急性胰腺炎未见外科治疗文献报道。

（二）慢性胰腺炎

1.内科治疗

乳腺肿瘤导致慢性胰腺炎未见内科治疗文献报道。

但对乳腺肿瘤和慢性胰腺炎患者所遭受的疼痛，1986年世界卫生组织癌症疼痛镇痛阶梯是临床医生常用的治疗方法。在治疗慢性胰腺炎时，有指南推荐依据疼痛程度，扑热息痛和非甾体抗炎药（如双氯芬酸、布洛芬和萘普生）作为一线非阿片类镇痛药，逐步升级到弱阿片类药物（如曲马多、可待因），然后是强阿片类药物（如吗啡、羟考酮、芬太尼）。

2.外科治疗

乳腺肿瘤导致慢性胰腺炎未见外科治疗报道。但在治疗慢性胰腺炎疼痛过程中，若药物治疗不成功，可采取内镜或外科手术、引流手术以止痛。

（三）自身免疫性胰腺炎

Lekakis等回顾一例乳腺癌导致自身免疫性胰腺炎患者，发现患者在经足量糖皮质激素强的松治疗后，临床症状迅速改善，淀粉酶水平恢复正常。

（四）胰腺外分泌功能不全

乳腺肿瘤导致胰腺外分泌功能不全治疗未见报道。但对胰腺外分泌功能不全患者，即使诊断检测不明确，也应给予饮食咨询和胰酶治疗。

五、预防和康复

原发性乳腺癌转移至胰腺较为罕见（5%以下），准确诊断对治疗方案（手术切除、姑息性治疗、药物治疗）至关重要，应尽早行上腹部CT或MR，以排除腹腔内病变，有条件应行PET-CT检查，尽早明确肿瘤转移情况。近几十年胰腺切除术对疗效改善，对临床表现良好、肿瘤生物学良好、孤立胰腺转移的原发乳腺癌患者，在有足够技术专长的大型医疗中心行胰腺切除术是一种合理方法，可获得相当好的长期生存率和生活质量；但当患者乳腺癌存在广泛转移性、恶性肿瘤时，胰腺转移性切除术不太可能带来益处，故建议全面术前成像以排除其他部位转移性疾病。

内分泌治疗已成为激素受体阳性乳腺癌患者整合治疗的重要组成部分，其中他莫昔芬因有较弱的拟雌激素作用，且因价格低廉，疗效确定，在临床中被作为绝经前HR阳性乳腺癌内分泌治疗的首选药物。首次服用他莫昔芬辅助治疗乳腺癌的患者，需格外警惕高甘油三酯血症及继发胆囊结石，进而诱发急性胰腺炎发生，尤其是既往存在家族性高三酰甘油血症、2型糖尿病、代谢综合征、糖耐量受损及肥胖患者。临床应用他莫昔芬需动态监测血脂水平，必要时予以非诺贝特，或调整他莫昔芬用量至 10 mg/d 以减低高脂血症性急性胰腺炎发生风险，或更换托瑞米芬或甾体类芳香化酶抑制剂（依西美坦）完成后续内分泌治疗。此外，对于男性乳腺癌特殊群体行内分泌治疗时，更应关注此类并发症发生。若发生难以控制高脂血症建议更换为托瑞米芬或使用戈舍瑞林联合依西美坦治疗；鼓励患者戒烟戒酒，加强运动锻炼，改变不良生活习惯，并严密监测血脂水平。

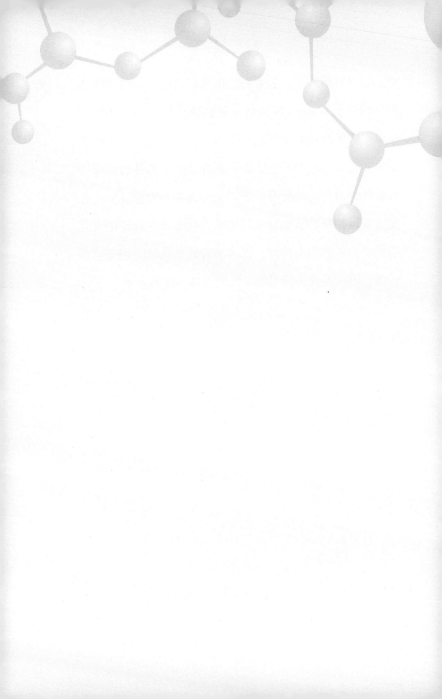

第十一章

血液肿瘤相关胰腺损伤

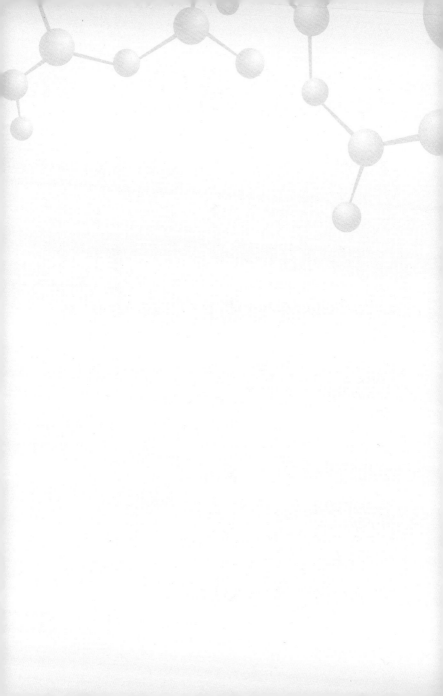

一、 血液肿瘤相关胰腺损伤及机制

血液肿瘤主要包括髓系增殖和肿瘤、髓系/淋系肿瘤及其他系列不明白血病、组织细胞/树突细胞肿瘤、遗传性肿瘤综合征。血液肿瘤本身可累及胰腺诱发胰腺损伤，同时治疗血液肿瘤各类药物亦可导致药物相关胰腺损伤，具体机制如下。

（一）血液肿瘤相关胰腺损伤机制

1.肿瘤细胞直接浸润

白血病细胞直接浸润胰腺组织，引起胰蛋白酶原、糜蛋白酶、激肽释放酶原等激活，导致胰腺自身消化。另外，胰管受压、胰液和胰酶分泌不畅后反流至胰腺组织加重胰腺损伤。严重可致组织弥漫性或局灶性坏死，甚至合并肠道细菌异位，继发胰腺感染。

2.瘤细胞分泌蛋白损伤胰腺

骨髓瘤细胞产生的Ig轻链淀粉样蛋白沉积于胰腺导致弥漫性胰腺肿胀，发生类似于自身免疫性胰腺炎（autoimmune pancreatitis，AIP）的胰腺损伤。胰腺腺泡由于大量淀粉样蛋白沉积而被破坏，导致胰外分泌功能不全而影响食物消化，可表现为脂肪泻。

3.瘤细胞通过高钙血症损伤胰腺

多发性骨髓瘤（multiple myeloma，MM）常因广泛骨质破坏导致高钙血症发生。有报道显示，17.19%的多发性骨髓瘤合并高钙血症。高钙血症可通过导致胰腺内钙盐沉积，激活胰蛋白酶原，增加胰液分泌，促进血管钙化，胰腺腺泡内钙超载和钙毒性等机制共同作用导致胰腺损伤发生。高钙血症还可导致钙异位沉积于胰腺管，使胰管钙化、管内结石，致胰液引流不畅，且钙能介导炎症介质及胰岛细胞线粒体损伤，同时可刺激胰酶大量分泌及活化，以上多种因素均可引发急性胰腺损伤。

（二）血液肿瘤治疗相关胰腺损伤及机制

1.化疗药物

用于血液肿瘤治疗的化疗药物种类繁多，包括L-天冬酰胺酶、全反式维甲酸、阿糖胞苷、酪氨酸激酶抑制剂（伊马替尼、尼洛替尼、波那替尼）、吉西他滨、卡培他滨、甲氨蝶呤、硫嘌呤类药物、异环磷酰胺、顺铂、紫杉醇、长春新碱、硼替佐米、伊沙佐米、沙利度胺、来那度胺、激素等药物，均可诱发胰腺损伤。药物诱发胰腺炎发病机制尚不清楚，可能与以下机制相关，包括免疫介导的炎症反应、直接细胞毒性作用、胰管狭窄、小动脉血栓形成和代谢效应等，且这种反应与多药物过量有关。此外，药物某些副作用可致高钙血症、高脂血症或胰液黏度增加，进一步加重氧化应激、内皮功能障碍和炎症，导致胰腺微循环缺血，加重胰腺组织损伤。

在急性淋巴细胞白血病（ALL）治疗过程中，化疗诱发糖尿病（CID）并不少见（27.5%~37.0%）。除皮质类固醇作用外，引发ALL高血糖的潜在因素还包括化疗药物，如L-天冬酰胺酶诱导的胰岛β细胞功能障碍。

2.免疫治疗

血液肿瘤免疫治疗主要包括各种抗体偶联药物（antibody-drug conjugate，ADC）、免疫调节剂、免疫检查点抑制剂、嵌合抗原受体T细胞（CAR-T）治疗。免疫治疗涉及全身各系统和器官免疫功能变化，也可诱发胰腺损伤。其中，共抑制性免疫检测点受体CTLA4和PD-1与急性胰腺炎密切相关，可通过调节T淋巴细胞功能参与急性胰腺炎免疫调控。在失去共抑制性免疫检查点受体的免疫监视后，免疫平衡被打破，大量炎症细胞因子被激活并迁移至胰腺组织，通过释放大量炎症因子和直接细胞毒性作用导致局部以及全身炎症损伤。

3.其他治疗

异基因造血干细胞移植（allogeneic hemopoietic stem cell transplantation，allo HSCT）是将供者造血干细胞移植到受者体内，以重建受者造血和免疫系统的一种治疗方法。研究报道，儿童接受骨髓或外周血干细胞治疗急性胰腺炎的4年累积发病率（CI）显著高于接受脐血治疗（4年时为7.2%对0.0%，P=0.02），Ⅱ~Ⅳ级急性移植物抗宿主病（GVHD）患者急性胰腺炎的CI高于未接受治疗患者（4年后为31.4%对1.4%，$P<0.001$）。多变量分析显示，Ⅱ~Ⅳ级急性GVHD是急性胰腺炎的独立危险因素，且与儿童HSCT后急性胰腺炎密切相关。另有单中心回顾性临床研究显示，异基因造血干细胞移植（allo HSCT）后54例患者有11例（20.4%）出现血淀粉酶升高，其中10例伴血脂肪酶升高，3例（5.6%）确诊为急性胰腺炎。多因素分析结果显示，有高胆固醇血症病史、应用改良全身照射/环磷酰胺预处理方案为导致胰腺相关指标异常升高的独立危险因素（$P<0.05$）。研究报道，急性髓系白血病行异基因造血干细胞移植2年后并发慢性移植物抗宿主病（GVHD）者出现腹泻和脂

肪泻，MRI 显示胰腺普遍萎缩，无其他实质或导管改变，提示胰腺外分泌功能不全。具体机制尚不完全清楚，可能是由于 T 淋巴细胞浸润腺体，导致腺体萎缩，继而影响胰腺外分泌功能。

二、血液肿瘤相关性胰腺疾病

（一）急性胰腺炎

目前关于"急性胰腺炎为表现的血液肿瘤"的研究大多为个案报道。多数病例发现瘤细胞侵犯胰腺及胰周，且胆管无明显扩张，考虑急性胰腺炎主要为瘤细胞累及胰腺所致。急性胰腺炎伴多器官病变按胰腺炎治疗效果欠佳，需警惕此类疾病。

由药物所致急性胰腺炎较常见。L-天冬酰胺酶作为治疗急性淋巴细胞白血病的重要药物之一，常见副作用包括诱发急性胰腺炎。据统计，2%~18% 急性淋巴细胞白血病（ALL）治疗过程中会发生胰腺炎，其他药物如类固醇和硫嘌呤也会引起这种并发症。天冬酰胺酶诱导胰腺炎发病机制尚未完全阐明。可能受其免疫抑制、肠道微生物频繁易位、凝血障碍、与含天冬酰胺酶联合化疗相关的高脂血症及胰腺中改变微结构白血病浸润的影响，大多数病例通过停药和保守治疗能够得到改善。临床发现相关危险因素包括大剂量天冬酰胺酶使用及高龄。某些基因突变如羧肽酶A2（Carboxypeptidase A2，CPA2）中罕见的变异具有致胰腺炎高敏感性，嘌呤代谢和细胞骨架功能关键基因的变异也与胰腺炎发生有关。

（二）慢性胰腺炎

天冬酰胺酶相关性胰腺炎的长期后果包括胰岛素依赖性糖尿病和慢性胰腺炎。慢性胰腺炎会致胰腺解剖和功能发生不可逆变化。慢性炎症细胞纤维化和浸润可致外或内分泌功能衰竭或两者兼有。糜蛋白酶C基因（CTRC）编码蛋白质糜蛋白酶C，起分解过早激活的胰蛋白酶作用。CTRC基因变异可使接受天冬酰胺酶治疗者患慢性胰腺炎风险增加5倍。

（三）自身免疫性胰腺炎

部分血液肿瘤已证实与自身免疫现象有关，但大多为自身免疫性溶血性贫血和血小板减少症。并发自身免疫性胰腺炎的血液肿瘤罕见，多为个案报道。Tad Kim等报道一例以胆总管狭窄并发无痛性黄疸起病的病例，在接受手术治疗后对胰头进行组织学分析，显示淋巴浆细胞浸润伴间质纤维化，符合自身免疫性胰腺炎，而腹膜后淋巴结则证实被小淋巴细胞淋巴瘤累及。也有研究报道部分自身免疫性胰腺炎在长期随访中并发非霍奇金淋巴瘤风险增加，但其具体机制仍不明确。

（四）胰腺外分泌功能不全

有80%血液肿瘤患者在接受异体造血干细胞移植后可能出现移植物抗宿主病。主要是由供体T细胞识别来自受体外来抗原的免疫介导反应引起。胰腺外分泌功能不全是慢性移植物抗宿主病的罕见表现。然而，对异基因造血干细胞移植后出现腹泻者，甚至是有脂肪痢者，都应考虑此类并发症。移植物抗宿主病和胰腺外分泌功能不全之间的关系并不完全清楚，可能是由于T淋巴细胞浸润腺体，导致腺体萎缩。

三、血液肿瘤相关胰腺损伤的诊断和鉴别诊断

（一）诊断

1.临床表现

急性淋巴细胞白血病胰腺受累非常罕见。除了贫血、发热、胸骨疼痛、皮肤黏膜出血、肝脾淋巴结肿大等原发病症状，大多数会出现腹痛、黄疸、胆汁淤积或胰腺炎的相关症状。急性髓系白血病侵犯胰腺以胰腺肿块为主要表现，称之为胰腺髓样肉瘤（MS），类似于胰

腺癌症状，几乎所有患者都有上腹部疼痛，但其他症状如黄疸、贫血、体重减轻、疲劳等相对少见。研究报道，11例急性髓样白血病伴急性胰腺炎（类似自身免疫性胰腺炎），包括成人T细胞白血病/淋巴瘤（$n=5$）、急性淋巴细胞白血病（$n=3$）、急性髓系白血病、急性早幼粒细胞白血病和慢性淋巴细胞白血病（CLL；$n=1$），患者表现为白血病和胰腺炎相关的症状，如上腹痛、发热、骨痛、肝脾及淋巴结肿大。

与多发性骨髓瘤相关高钙血症诱发急性胰腺炎临床表现主要有胃肠道症状，如恶心、呕吐、厌食、便秘、腹痛、罕见胰腺炎和消化性溃疡。

血液肿瘤化疗药物所致急性胰腺炎主要表现上腹痛、恶心、呕吐、发热等症状，也有少部分无胰腺炎相关症状，停药后胰腺炎症状减轻或消失。

慢性移植物抗宿主病相关的胰腺外分泌功能不全通常表现为腹泻、脂肪泻、体重减轻、大便不规则等症状。

2.实验室检查

与其他病因胰腺疾病相似，血清淀粉酶、脂肪酶、天门冬氨酸转氨酶、丙氨酸转氨酶、谷氨酰转移酶、碱性磷酸酶、乳酸脱氢酶、总胆红素、直接胆红素、血细胞计数、电解质、血糖血脂、凝血功能、免疫球蛋白IgG4、自身免疫抗体、CA199、GHbA1c等实验室检查指标在淋巴、血液肿瘤相关胰腺疾病诊断和鉴别诊断中有重要作用，此外，骨髓细胞学检查、组织标本免疫组化检查、流式细胞术检查对血液肿瘤相关胰腺疾病的分型有重要作用。胰腺外分泌功能不全检测方法分为直接试验和间接试验。直接试验是检测胰腺外分泌功能的金标准，临床常用粪便胰腺弹性蛋白酶-1测定这一间接试验。

3.影像学检查

白血病胰腺浸润的影像学（CT、MRI）可表现为弥漫型或肿块型，胰头、体或胰尾均可受累，肿块型表现为类圆形、不规则状，弥漫型表现为受累部位肿胀，与胰腺轮廓一致。胰头病变可累及胆管及胰管，导致肝内外胆管及胰管扩张。CT增强扫描表现为轻度强化，强化程度明显低于胰腺，呈乏血供改变。MRI提示T_2WI呈等或稍低信号，DWI呈高信号，ADC值较低，增强扫描呈乏血供。胰腺淋巴瘤（原发和继发性）影像学（CT、MRI）特征：按其形态学改变分局灶肿块型及弥漫浸犯型，其中局灶肿块型多见，局灶肿块型好发于胰头部，这与胰头具有大量淋巴组织相关，体积较大（长径大于5 cm），边界较清。弥漫浸犯型表现胰腺体积弥漫增大，可取代胰腺正常实质，边界不清。钙化、囊变少见，无明显胆管、胰管扩张。增强扫描呈渐进性轻中度强化，病灶可包绕邻近血管，但无明显狭窄及梗阻（血管漂浮征）。PET检查可用于胰腺淋巴瘤诊断和分期。

4.内镜检查

EUS在胰腺肿瘤分期和细胞学评估方面具较大优势。EUS已被证明是对胰腺癌最敏感和最特异诊断检查。与胰腺癌中观察到的肿块不同，胰腺浆细胞瘤在EUS上显示为界限清晰的低回声肿块。胰腺淋巴瘤在EUS上常显示为弥漫性胰腺实质回声降低，或内部异质性胰头占位，边界模糊，可伴淋巴结肿大。EUS-FNA和细胞学或组织学检查对于诊断是必要的。与CT引导下的穿刺相比，EUS-FNA可降低恶性细胞增殖的风险，是一种安全且成熟的技术。ERCP对发现胰腺和（或）胆管异常具有较高的敏感性，最适用于CT或EUS未显示胰腺内肿块病变的患者，以及鉴别诊断慢性胰腺炎的患者。ERCP可显示胆总管及近端胰管是否狭窄、扩张。

相较于胰腺癌导致胆管不规则狭窄，胰腺浆细胞瘤表现为胆管均匀狭窄更为常见。除了诊断，对于梗阻性黄疸的患者，ERCP还可进行塑料或金属胆道支架姑息治疗。

（二）鉴别诊断

需与急性胰腺炎、慢性胰腺炎、自身免疫性胰腺炎、胰外分泌功能不全等鉴别。

四、血液肿瘤相关胰腺疾病的治疗

（一）血液肿瘤侵犯胰腺疾病的治疗

针对血液肿瘤侵犯胰腺疾病的治疗，已发表的病例报道和回顾性研究显示，主要是原发病化疗、放疗、靶向药物、造血干细胞移植、免疫治疗等整合治疗。

1.内科治疗

白血病胰腺浸润的内科治疗：急性髓样白血病伴急性胰腺炎常需全身化疗（如依达比星和阿糖胞苷诱导化疗）和造血干细胞移植来缓解胰腺炎和白血病相关症状。研究报道，成人急性淋巴细胞白血病伴胰腺受累案例中，给予长春瑞滨、强的松（VP）和伊马替尼方案化疗，患者在化疗开始后3周获得血液学缓解，胰腺、肝脏和肾脏病变消失。在慢性粒细胞白血病髓外急性淋巴细胞转变胰腺浸润的病例中，予以VDCD（长春新碱+柔红霉素+环磷酰胺+地塞米松）+达沙替尼联合化疗，24小时后患者胰腺炎症状明显减轻，48小时血清脂肪酶降至正常，胰腺超声提示胰腺形态正常，1个周期化疗后骨髓检查达到完全缓解。有研究报道，慢性淋巴细胞白血病引起的继发性胰腺炎，按胰腺炎治疗的同时，予IFN-α治疗慢性淋巴细胞性白血病，病情得以有效控制缓解。

2.外科治疗

血液肿瘤可累及全身，单独手术治疗常疗效不佳，多为手术联合化疗的治疗方式。Koniaris等回顾122例胰腺淋巴瘤，显示针对局部病灶手术切除后辅助化疗的治愈率（94%）明显高于单纯化疗（46%）。何天霖等认为对仅累及胰腺原发胰腺淋巴瘤患者，应行根治性切除加术后化疗；对累及区域淋巴结者也应积极手术切除或减瘤手术加术后化疗、放疗；对继发胆道或消化道梗阻者，要实施胆道或消化道短路手术，解除症状，提高生存质量；对术前肿瘤体积较大并导致胰腺周围淋巴结广泛浸润者，可先考虑术前辅助化疗，再选择适当术式。

3.其他治疗

内镜治疗：除针对血液肿瘤累及胰腺的化疗、放疗、靶向药物及造血干细胞移植等治疗外，合并有胰管狭窄或胆管梗阻者可通过ERCP内镜下胰管或胆管支架置入治疗胰管狭窄和梗阻性黄疸，也可通过经皮胆道支架引流，防治胆管炎发生。但由于原发性胰腺淋巴瘤尤其是胰头局限性肿块型胰腺淋巴瘤与胰腺癌、胆管癌鉴别诊断有时十分困难，因此ERCP胆道金属支架应慎重。

（二）血液肿瘤药物导致急性胰腺炎的治疗

急性髓系白血病联合化疗诱发急性胰腺炎：首先应立即停止化疗。予以禁食、输液和抑制胰腺分泌治疗，症状通常在停止化疗、对症支持治疗后逐渐缓解。L-天冬酰胺酶治疗儿童急性淋巴细胞白血病并发糖尿病酮症酸中毒和胰腺炎：主张采用保守治疗，早期给予肠内营养，液体复苏和胰岛素输注，纠正代谢性酸中毒，随着病情好转，胰岛素输注被皮下常规胰岛素替代，直至血糖正常化。

1.多发性骨髓瘤与伊沙佐米相关急性胰腺炎

通过采取急性胰腺炎对症支持治疗和停用伊沙佐米可得到缓解。

2.硼替佐米诱导的急性胰腺炎

停用责任药物和给予支持措施，例如静脉补液和镇痛药，所有病例均取得了良好的治疗进展。

3.多发性骨髓瘤高钙血症诱发胰腺炎

大多数病例均接受静脉补液、液体复苏、双膦酸盐和降钙素/降钙素类似物治疗。

免疫检查点抑制剂和CAR-T治疗过程中导致的血清淀粉酶和脂肪酶升高，免疫相关性胰腺炎，大多数患者无须免疫抑制性治疗即可自愈，症状严重者则需相应免疫抑制治疗。

（三）胰腺外分泌功能不全的治疗

慢性移植物抗宿主病相关的胰腺外分泌功能不全，可通过胰酶替代治疗来得到有效缓解。

五、预防和康复

在血液肿瘤治疗过程中，应注意选用无胰腺毒性或毒性小的药物，注意监测胰腺损伤相关指标，研究表明，危险分层、白蛋白下降、三酰甘油升高是急性白血病并发急性胰腺炎风险预警因素，PCT水平升高、血钙水平降低可能对重症胰腺炎有提示作用。通过监测上述指标，可使临床对易并发急性胰腺炎高危患者进行早识别，及早防治，从而改善急性白血病相关胰腺损伤患者的预后。

第十二章

黑色素瘤相关胰腺损伤

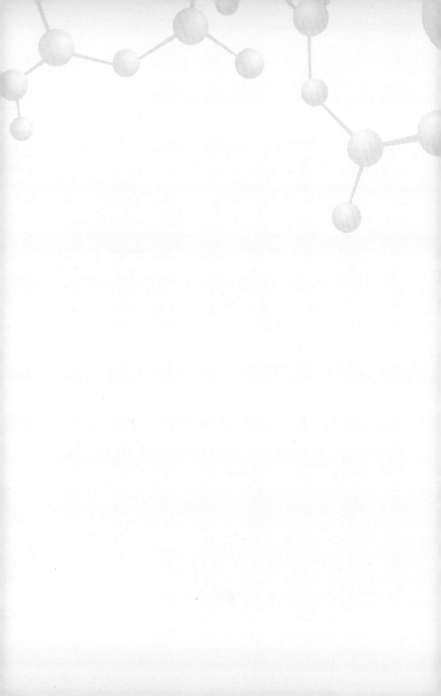

一、黑色素瘤相关胰腺损伤及机制

（一）黑色素瘤相关胰腺损伤机制

黑色素瘤是一种由黑色素细胞恶变引起的恶性肿瘤，能够产生黑色素且高度恶性，死亡率很高。黑色素瘤发生于皮肤或接近皮肤的黏膜，也见于眼部、胃肠道、黏膜、软脑膜、泌尿生殖系统和淋巴管。该病以白种人发病率最高，中国虽不属于高发区，但进入21世纪后，黑色素瘤发病趋势逐年上升。黑色素瘤不仅可造成皮肤和黏膜损伤，也可导致全身其他组织和器官的损伤，远处转移多发于肺、肝和脑等脏器，此外，在临床中，偶尔也可见到胰腺和胃转移。黑色素瘤引起胰腺损伤可能机制如下。

1）黑色素瘤可转移至胰腺造成转移性胰腺癌，继而引起胰腺损伤。转移途径包括淋巴转移、血行转移、卫星转移和移行转移，其中淋巴转移和血行转移较为常见，其他转移途径较少见。淋巴转移、卫星转移和移行转移均是通过区域淋巴管发生，内脏转移多由血行转移引起，发生机制需进一步研究。

2）转移性胰腺癌或胰腺受累肿大淋巴结机械性压迫胰管导致胰管阻塞，胰腺导管黑色素瘤可直接导致胰管阻塞，上述均可激活胰蛋白酶，进而出现胰腺炎相关症状和体征。

（二）黑色素瘤治疗相关胰腺损伤及机制

1.化疗药物

近年，随着药物广泛应用，DIP的发病率呈上升趋势，为0.3%~5.3%，药物诱导的胰腺炎占急性胰腺炎（AP）5%。DIP诊断需在胰腺疾病诊断基础上注意发生AP时间是否在药物使用期间，停药后AP症状是否缓解或消失，以及再暴露后AP是否复发。既往研究认为，化疗是晚期黑色素瘤主要治疗方案。达卡巴嗪是一种用于治疗晚期黑色素瘤的化疗药物，并于1975年被美国食品和药物管理局（FDA）批准用于黑色素瘤治疗。化疗和免疫疗法结合，即生物化学疗法，已显示出对黑色素瘤有较高临床反应。但最近研究发现，多种治疗黑色素瘤药物可引起独特不良反应，其中包括AP。DIP发病机制包括胰管收缩、胰腺局部血管性水肿效应和小动脉血栓形成、细胞毒性和代谢作用、毒性代谢物或中间物积累以及超敏反应。

2.免疫治疗

免疫治疗是指针对机体低下或亢进免疫状态，人为增强或抑制机体免疫功能以达到治疗疾病目的。黑色素瘤特征是在免疫功能低下患者发病率较高，原发肿瘤和转移瘤中淋巴细胞浸润活跃，浸润的T淋巴细胞可识别黑色素瘤抗原。免疫疗法分为四大类，第一类是生物免疫疗法，如细胞因子、干扰素和粒细胞-单核细胞集落刺激因子等。第二类是肽、全蛋白、病毒、DNA或树突状细胞的疫苗接种。第三类是细胞疗法，包括使用淋巴细胞激活的杀伤细胞、肿瘤浸润性淋巴细胞和其他特异性淋巴细胞。第四类是免疫检查点抑制剂（ICI），这种免疫治疗可人为调节人体免疫功能，恢复消灭瘤细胞的能力。然而，ICI使用会造成胰腺损伤，发病率很低，以个案报道为主，例如在接受抗CTLA-4抗体治疗的患者中，有1.5%患者发生了免疫相关性胰腺炎，表现为无症状淀粉酶和脂肪酶升高，一些患者伴有发热和不适、频繁腹痛，与血液检查结果增加程度不成比例，恶心呕吐罕见，伊匹单抗诱导的AP发病率为0.68%。PD-1是有效治疗多种肿瘤的ICI类药物，通过阻断PD-1发挥作用，增强控瘤免疫反应。在使用PD-1抑制剂患者有关胰腺损伤报道，如Song等报道了一例使用纳武利尤单抗治疗黑色素瘤12个月后出现CP，且EUS检查和活检结果提示该患者为2型AIP，具体机制未见报道。抗PD-1治疗的ICI所导致的胰腺损伤（ICI-PI）发生率为4%，抗PD-1和抗CTLA-4联合治疗ICI-PI发生率为8%，在3~4级脂肪酶升高患者，只有39%的患者出现胰腺炎症状，包括恶心、呕吐和腹痛。在接受免疫治疗患者，淀粉酶和脂肪酶升高能反映T细胞介导的炎症反应，亚临床炎症可能导致迟发性后遗症，例如胰腺外分泌功能不全、糖尿病或口腔黏膜毒性。有研究表明，经PD-1抗体治疗后，在环状胰腺中，由于发生了临床上无症状，但经组织学证实为脂肪酶性胰腺炎，出现了小肠梗阻。所以用免疫疗法治疗黑色素瘤时，应注意ICI类药物可能会对胰腺造成损伤，可能会导致胰腺炎，目前可能低估了DIP发生率，因为它可能不伴脂肪酶升高且在临床试验检查中无典型的胰腺炎指征。

3.手术治疗

手术治疗黑色素瘤导致胰腺损伤案例在临床较少见，目前文献报道的黑色素瘤手术治疗导致胰腺损伤类型多为手术切除黑色素瘤胰腺转移瘤所致的胰腺损伤。黑色素瘤转移至胰腺较为罕见，但有文献报道位于胰腺原发性黑色素瘤案例。转移至胰腺体部的黑色素瘤可通过胰腺中段切除术治疗，转移至胰头的黑色素转移瘤常需切除胰头和部分十二指肠。由于切除部分甚至胰腺整体，手术治疗可导致如胰腺内分泌不足、损伤性胰腺炎等并发症，可能原因如下：手术治疗导致胰腺实质细胞减少，进而造成如胰岛素、胰高血糖素等激素分泌减少，导致胰腺内分泌功能减退。手术治疗可能导致胰腺实质细胞内胰酶外溢和不恰当激活，进而引发自身消化，从而导致AP的发生。

二、黑色素瘤相关胰腺疾病

（一）急性胰腺炎

多种治疗黑色素瘤的药物可引起胰腺损伤。同时，AP过度分泌胰腺炎相关蛋白I（PAP-I），可使黑色素瘤细胞黏附性下降，趋化运动增加，造成恶性循环。此外，黑色素瘤可伴胰腺转移，且有AP表现，但十分罕见，临床表现为严重腹痛、恶心、顽固性呕吐、上腹部触痛和血脂肪酶升高。

（二）慢性胰腺炎

黑色素瘤所引起的慢性胰腺炎（CP）报道并不多。目前仅报道一例使用黑色素瘤药物导致的CP，具体见免疫治疗部分。

（三）自身免疫性胰腺炎

ICI-PI有多种临床表现，包括梗阻性黄疸，临床过程类似于AIP，AIP由于可变的临床特征难以识别，在一例男性转移性肢端黑色素瘤病例中，使用纳武利尤单抗后，患者出现AIP症状。ICI治疗期间，可能会导致血清脂肪酶和淀粉酶的无症状升高，这有碍于AIP诊断。

（四）胰腺外分泌功能不全

黑色素瘤导致胰腺外分泌功能不全也是由于使用了ICI。胰腺外分泌功能不全是由于胰液及其消化酶，尤其是胰脂肪酶的分泌或活性减少引起的一种疾病，该疾病常见于CP和囊性纤维化患者。胰腺外分泌腺常不受影响。在单独使用PD-1抑制剂治疗后，胰腺外分泌部可能受到T细胞激活的潜在影响从而导致分泌异常。在使用ICI治疗黑色素瘤过程中，如出现消化不良、脂肪过多、皮肤干燥等症状时应考虑胰腺外分泌功能不全。

（五）胰腺癌

黑色素瘤与遗传性胰腺癌存在相同基因突变，有研究显示CDKN2A基因突变可致家族性非典型多痣黑素瘤（FAMMM）和胰腺癌，并提出一种新的遗传性癌症综合征可能性，即"FAMMM-胰腺癌综合征（FAMMM-

PC）"。当前普遍认为胰腺癌筛查极其困难，一些研究发现FAMMM家族患胰腺癌风险增加了25%，通过FAM-MM表型和CDKN2A突变来筛查胰腺癌可能是一种有效临床预防模式。此外，近期有研究发现KDM5A基因突变患者大多有黑色素瘤家族史或胰腺黏液腺癌。因此，应注意FAMMM也是胰腺癌高风险人群。

三、黑色素瘤相关胰腺损伤的诊断和鉴别诊断

（一）诊断

1.临床表现

黑色素瘤导致胰腺疾病以原发性胰腺疾病临床症状为主，最常见症状为黄疸、上腹痛或左上腹痛、并伴有背部放射痛，部分可出现新发2型糖尿病及体重减轻。治疗黑色素瘤会对胰腺造成损伤，部分患者会出现疲劳、厌食、皮疹。此外，黑色素瘤累及胰腺并不常见，多数无明显临床症状，常是在对转移性恶性黑色素瘤定期随访中意外发现，部分表现为黄疸、上腹部疼痛、腹胀、乏力、体重减轻、进食困难。

2.实验室检查

与其他病因胰腺疾病相似，黑色素瘤导致胰腺疾病可伴有血清淀粉酶、脂肪酶、碱性磷酸酶、胆红素和γ-

谷氨酰转移酶升高，其中脂肪酶比淀粉酶保持升高时间更长。此外，免疫组化、组织病理和IgG4测定、血清CA199水平等实验室检查指标，对黑色素瘤相关胰腺疾病与胰腺原发疾病诊断和鉴别诊断有着重要作用。

3.影像学检查

黑色素瘤胰腺转移与原发性胰腺肿瘤影像学表现相似，影像学鉴别意义不大。超声多提示胰腺单或多个低回声肿块。CT示胰腺低密度肿块伴或不伴胆管和胰管扩张，增强CT示肿块边缘强化。黑素瘤胰腺转移灶在增强CT和MRI血供增加。MRI表现特异性信号特点，在T_1加权图像呈高信号。

4.内镜检查

胃镜和结肠镜无特异性表现。ERCP可示胰管狭窄、移位和扩张。EUS显示胰腺转移灶边缘规则，结构均匀，较周围胰腺组织低回声。EUS-FNA是诊断胰腺肿瘤主要工具，在诊断胰腺转移瘤时，具有较高敏感性和准确性。EUS-FNA法行细胞学及免疫组织化学染色检测将有助于确定黑色胰腺转移瘤诊断，免疫组化显示HMB-45、Melan-A阳性，S100阴性或阳性。

（二）鉴别诊断

需要与 AP、CP、AIP、胰腺良性肿瘤、胰腺癌、胰腺神经内分泌瘤、胰腺假性囊肿等鉴别。

四、黑色素瘤相关胰腺损伤的治疗

黑色素瘤导致胰腺损伤的研究主要集中黑色素瘤转移到胰腺从而引起胰腺损伤，基于已发表病例报道和回顾性研究，内科治疗和外科治疗是这类患者最主要的治疗手段。孤立性胰腺转移是一种罕见事件，只占转移性黑色素瘤的 1%。

（一）内科治疗

针对黑色素瘤胰腺转移的内科治疗主要包括生物制剂治疗和（或）化疗。转移性黑色素瘤用化疗和（或）生物制剂单独使用治疗。Legha 等使用顺铂、长春碱、达卡巴嗪化疗药物（CVD）和使用白细胞介素-2（IL-2）、干扰素-α（IFN-α）生物制剂治疗转移性黑色素瘤。纳入所有患者均为晚期、不能手术的黑色素瘤患者，且未接受化疗或生物疗法治疗。CVD 和生物治疗方案最初以 6 周间隔交替的方式整合，随后以序贯方式进行，患者随机接受 CVD 后立即接受生物治疗（CVD/Bio）或相反顺序进行治疗（Bio/CVD）。40 名患者采用交替生物化疗方案，62名患者采用序贯生物化疗方案。在39名可评估患者中，交替方案中总有效率为33%。序贯方案中总有效率为60%。与Bio/CVD序列相比，CVD/Bio序列的缓解率更高。接受序贯生物化疗的患者中位生存期为13个月，而单用CVD治疗组为9个月。最终研究得出结论，CVD/Bio序贯方案增加了转移性黑色素瘤患者的完全应答数。与CVD方案相比，生物化疗方案明显提高了中位生存期。

由于缺乏可靠有效全身治疗，不可切除转移性黑色素瘤治疗是一个主要临床挑战。ICIs已成为治疗转移性黑色素瘤患者的一项重大突破，Hodi等人在403名不可切除转移性黑色素瘤患者中进行了一项随机、双盲、3期研究，结果显示使用伊匹单抗可提高生存率。一项病例报道表明，一名69岁黑色素瘤伴肺部及胰腺转移患者，先接受了派姆单抗治疗，后接受了纳武利尤单抗和伊匹单抗治疗。患者在接受治疗2年后，疾病未出现进展。

（二）外科治疗

针对黑色素瘤胰腺转移的外科治疗主要为胰腺切除术。Guerra等共纳入72项研究，共109例胰腺转移手术治疗患者。结果显示患者在诊断为胰腺疾病后接受胰腺切除术的1年、3年和5年总生存率分别为71%、38%和

26%，中位生存期为24个月。不完全切除和伴随胰腺外转移是影响生存的唯一显著因素。孤立性胰腺转移患者接受根治性切除术的生存期明显更长，1年、3年和5年生存率分别为76%、43%和41%。一项大型单中心研究共纳入了1623例腹部黑色素瘤转移患者，其中336（20.7%）例胃肠道转移，697（42.9%）例肝脏转移，138（8.5%）例肾上腺转移，38（2.3%）例胰腺转移，109（6.7%）例脾脏转移，305例（18.8%）多部位转移。结果显示接受外科手术（18个月）的患者的总生存期明显优于接受非手术方案（7个月）的患者。胃肠道受累患者中位生存期最佳，1年、2年、5年和10年生存率分别为37%、30%、23%和11%。Wood等纳入了28例恶性黑色素瘤孤立性胰腺转移患者。研究发现8例胰腺切除术患者5年生存率为37.5%，中位生存期为23.8个月；而接受非手术方法治疗的20例患者的5年生存率为23%，中位生存期为15.2个月。完全手术切除患者的5年生存率为50%，中位生存期为24个月；而仅接受姑息治疗的患者的5年生存率为0%，中位生存期为8.2个月。总之，各项研究结果证实接受手术治疗比接受非手术治疗的患者生存率及中位生存期更高。

针对孤立性胰腺转移的胰腺切除术研究很少，并且胰腺切除术存在争议。转移性胰腺孤立癌灶标准手术包括部分胰腺十二指肠切除术，胰尾切除术及全胰腺切除术。完全手术切除是转移性黑色素瘤的最佳治疗方法，能够有效延长患者的生存期。接受黑色素瘤胰腺转移完全切除的患者的5年生存率为37%，中位无病生存期为24个月；而不完全切除的患者分别为0%和8个月。关于孤立性胰腺转移的不完全切除的报道较少。Nakamura等报道了一例恶性黑色素瘤病例，由EUS-FNA诊断为孤立性胰腺转移，患者在接受胰腺远端切除术后存活超过2年。Birnbaum等报道了一例因恶性黑色素瘤而发生孤立性胰腺转移的病例。患者在接受了胰十二指肠切除术（PD）治疗后，生存期延长6年。

（三）整合治疗

单独系统性治疗对转移性黑色素瘤相对无效，手术切除孤立部位转移瘤仍是提高生存率最佳单一治疗方法，但手术对多部位黑色素瘤治疗转移确切作用尚未明确。一项病例报道回顾了一例眼部黑色素瘤转移至肝脏和胰腺的患者，采用细胞减灭术治疗（包括肝部分切除术、远端胰腺切除术和门静脉淋巴结清扫术），随后采用达卡巴嗪和干扰素-α进行生物化疗。术后患者状态良好，在术后20个月的随访中未出现复发。细胞减灭术可能在治疗多部位黑色素瘤转移中发挥积极作用。未来需要来自细胞减灭术和生物化疗的创新性临床试验数据来确定这种联合方法的有效性。Larsen等报道了一例胰腺黑色素瘤转移患者在接受免疫疗法、放射疗法和手术联合治疗，随访22年后，患者仍存活。

（四）其他治疗

Baba等报道了一例病例，其在术中诊断为恶性黑色素瘤转移后，进行了腹腔镜远端胰腺切除术。病理诊断为恶性黑色素瘤胰腺转移。患者术后接受辅助ICI和化疗得到了长期的生存。Staudacher等研究中，4例患者进行腹腔镜胰十二指肠切除术。其中1例为转移性恶性黑色素瘤。该手术未出现并发症及死亡。所有患者中位随访时间为4.5个月（范围1~10个月）。黑色素瘤导致AIP鲜有文献报道。德国一家皮肤癌中心进行了一项回顾性分析，对患有转移性黑色素瘤和已有自身免疫性疾病的患者进行了伊匹单抗治疗。41例已有自身免疫性疾病（AD）的患者接受伊匹单抗治疗（甲状腺炎15例，类风湿11例，皮肤病10例，克罗恩病/溃疡性结肠炎3例，神经性2例，结节病2例，胰腺炎1例）。11例患者在伊匹单抗治疗时需要免疫抑制剂。12例（29.2%）患者既往 AD 发作，主要为类风湿或皮肤病患者。12例（29.2%）患者发生了额外的免疫相关不良事件。在23名患者（56%）中，既没有观察到 AD 的变化，也没有观察到额外的免疫相关不良事件。5例患者有缓解（1例完全缓解，4例部分缓解）。这是较大规模已知 AD 患者使用伊匹单抗治疗的报道。在这个患者亚组中，充分讨论利弊并考虑到先前存在 AD 的严重程度和活动性后，伊匹单抗可以作为一种治疗选择。

五、预防和康复

黑色素瘤转移至消化道常见部位是小肠，其次是结肠，胰腺是罕见转移部位。黑色素瘤恶性程度高，转移早，预后差，黑色素瘤一旦诊断明确，力争治愈性切除，这是唯一能延长生存期的方法，不完全切除和伴随胰腺外转移是显著影响生存的因素，故积极治疗原发性黑色素瘤对防治其胰腺转移有重要意义。

预防黑色素瘤也能改善黑色素瘤预后，减少黑色素瘤损伤胰腺的发生。紫外线是引起皮肤黑色素瘤主要诱因，避免长期日光暴露将有助于预防皮肤黑色素瘤的发生。此外，越来越多证据表明，饮酒与黑色素瘤风险增加呈正相关，饮酒是黑色素瘤的独立危险因素，如Rivera等发现，饮酒与侵袭性黑色素瘤的风险增加有关。Jones研究发现，吸烟与患黑色素瘤患者的前哨淋巴结转移、溃疡和Breslow浸润深度增加之间存在直接正相关，并且吸烟本身就是胰腺癌的风险因素，与不吸烟者相比，吸烟者患胰腺癌的风险高2~3倍。故良好的生活方式可能有助于预防黑色素瘤胰腺转移。

此外，黑色素瘤治疗相关药物可能会导致胰腺损伤，在原发病治疗过程中，应注意所用药物的胰腺毒性，尽量选用无胰腺毒性或毒性较小的药物。胰腺损伤患者多处于高分解状态，以及肿瘤导致体内大量蛋白质消耗，不利于损伤修复。术后营养支持是保证治疗成功的一个重要措施。在整个治疗过程当中，还应密切监测胰腺损伤的相关指标，对于药物性胰腺损伤争取做到早预防、早发现、早治疗。

对患者进行健康指导，监测患者因化疗、靶向治疗或免疫治疗引起的副作用，定期复查及完善胰腺相关影像学检查，尽早发现复发或新病变，都有助于提高黑色素瘤胰腺转移患者的生存期。

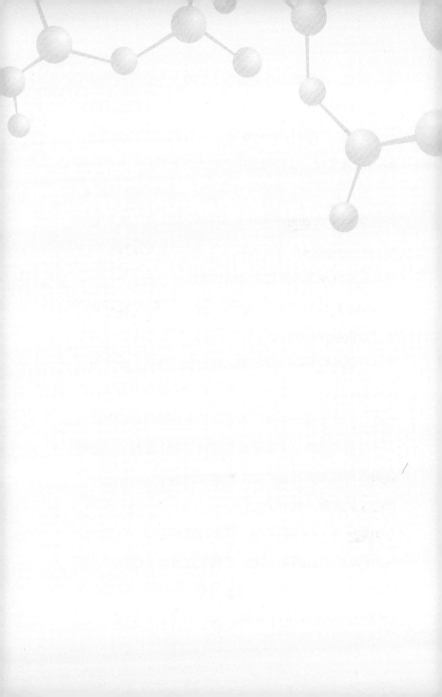

第十三章

食管肿瘤相关胰腺损伤

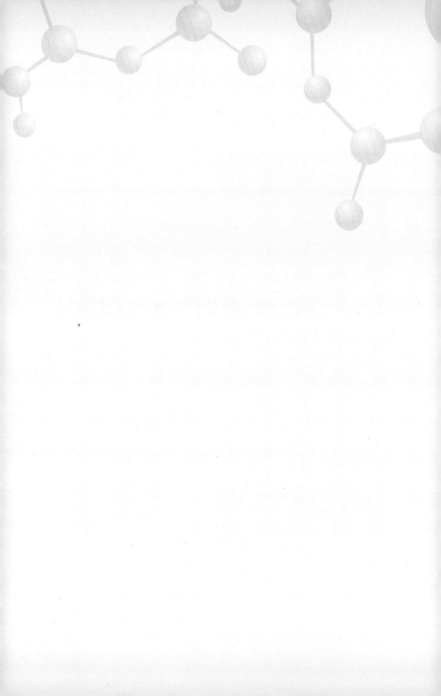

一、食管肿瘤相关胰腺损伤及机制

(一) 食管肿瘤对胰腺的损伤机制

食管癌是所有癌症第九常见肿瘤，全球肿瘤相关死亡中排列第六。食管癌不仅造成局部损伤，也可导致全身其他组织和器官的损伤，包括胰腺。

食管癌引起胰腺损伤的可能机制如下。

1.流行病学研究表明肿瘤患者有较高再发风险

主要原因包括有肿瘤患者致癌习惯，如饮酒或吸烟，致癌基因如p53突变。据最新研究表明，即使是可治愈无淋巴结转移早期食管癌，再发口腔/咽喉癌、胰腺癌和白血病风险仍增加。

2.食管癌可转移至胰腺造成转移性胰腺癌

食管癌易出现远处转移，最常累及腹部淋巴结（45.0%）、肝脏（35.0%）、肺（20.0%）、颈部或锁骨上淋巴结（18.0%）、骨（9.0%）、肾上腺（5.0%）、腹膜（2.0%）、脑（2.0%），以及胃、胰腺、心包和脾脏（各0.7%），目前关于食管癌胰腺转移报道非常少。但尸检结果显示胰腺转移发生率高达1.6%~5.9%，转移途径主要包括淋巴转移及血行转移。胰腺转移多为实性结节，单灶多于多灶。食管癌与转移性胰腺癌诊断时间间隔为

0~132个月不等。

3.食管癌还可通过高钙血症引发胰腺炎

罕见，仅个案报道食管癌可诱发急性胰腺炎。高钙血症常见于恶性肿瘤，特别是食管癌，Tachimori等人检查382例食管癌，发现38%复发性不可切除病例出现高钙血症。恶性肿瘤相关高钙血症被认为是由瘤细胞产生细胞因子或由瘤细胞激活的免疫细胞引起的，大致可分为恶性肿瘤体液性高钙血症（HHM）和局部溶骨性高钙血症（LOH）两种综合征。HHM是肿瘤过度产生一种甲状旁腺激素样激素PTHrP引起，占据高钙血症80%以上病因，LOH被认为是由瘤细胞和多发性骨髓瘤骨转移引起。

（二）肿瘤治疗相关胰腺损伤及机制

1.化疗药物

用于食管肿瘤化疗药物种类繁多，包括紫杉醇、多西紫杉醇类，替吉奥、卡培他滨，及顺铂、奥沙利铂等。研究发现紫杉醇、吉西他滨、顺铂均可诱发药物性急性胰腺炎（DIAP），DIAP占胰腺炎3%~5%，据报道，100余种药物可引起AP，但相关报道多为病例报道，鲜见随机、对照试验和大型药物流行病学调查研究。DIAP

病理生理机制尚未完全阐明。与器官特异性损伤有关的药物分为具有内在毒性的药物和由随机不良反应引起损伤的药物，前者常呈剂量依赖性。DIAP多数为轻症，具有自限性，停药有利于病情缓解。

2.免疫治疗

恶性肿瘤具有逃避免疫监视特点，机制来自瘤细胞缺乏抗原表达或免疫耐受环境建立，虽然胃肠肿瘤不是传统免疫源性恶性肿瘤，但研究证实，瘤周浸润淋巴细胞数量与肿瘤进展和预后密切相关。近年，PD-1/PD-L1信号通路抑制剂已用于黑色素瘤，非小细胞肺癌和消化系统肿瘤，与传统治疗相比，抗PD-1免疫治疗是治疗胃肠肿瘤一个很有前景的新方向。但免疫检查点抑制剂易诱发免疫相关副作用，包括急性胰腺炎。使用抗PD-1抗体治疗肿瘤，血清淀粉酶和脂肪酶水平升高比例小于1%~2%，且常无症状，也有研究发现，约1.8%患者出现不同严重程度胰腺炎症状，且部分患者伴外分泌功能不全，出现腹泻、体重下降。

3.手术治疗

食管癌根治术后患者出现胰腺损伤病例罕见。在围绕腹腔动脉进行解剖分离时，可能会牵拉刺激胰腺，或导致主胰管阻塞，从而诱发胰腺炎。另外，围术期芬太尼及吗啡使用会引起 Vater 壶腹收缩并诱发胰腺炎。在食管癌术后，可发生 PEI，胰酶缺乏是手术治疗食管癌后常见并发症之一。

二、食管肿瘤相关性胰腺疾病

（一）食道肿瘤转移性胰腺肿瘤

食道肿瘤是常见消化道肿瘤，转移潜力大，预后差，约 1/5 患者就诊时有远处转移。国内外有报道食道鳞癌转移至胰腺的个案。目前尚未阐明确切机制。对转移性胰腺鳞状细胞癌，已提出 5 种理论解释：①已有腺癌鳞状转化；②能分化为鳞癌或腺癌原始细胞的恶性转化；③异常鳞状细胞恶性转化；④导管上皮鳞状化生恶变；⑤肿瘤碰撞。

（二）急性胰腺炎

食管癌出现急性胰腺炎报道极少。仅见个案报道食管小细胞癌过度产生一种甲状旁腺激素样激素 PTHrP 引起甲状旁腺功能亢进，进而引起胰腺炎，其致病机制包括：①高钙血症升高血清胰蛋白酶水平；②高钙血症导致胰腺实质钙化和导管狭窄；③PTH 诱导血管微栓塞减少胰腺血供，且 PTH 可直接损伤胰腺实质。

（三）胰腺外分泌功能不全

使用抗PD-1抗体治疗的部分患者伴胰外分泌功能不全，脂肪酶及淀粉酶含量下降，粪便弹力蛋白酶减少，出现腹泻、体重下降，需予口服胰酶替代治疗。可能机制是免疫应答异常损害导管和腺泡细胞，进而导致胰酶分泌减少。

食道肿瘤切除术后部分患者存在PEI，出现消化不良、吸收不良和体重减轻症状。由于胰腺组织实质在这种情况下形态完整，称为继发性EPI。可能机制有①胰腺酶分泌是一个关键消化过程，受各种刺激（包括神经和激素刺激）的调节和控制。食道切除术后，导致激素和神经刺激减少，引起胰腺外分泌调节过程中断。②由于食道切除术后的解剖变化，食糜和胰腺酶混合不充分，可能会损害胰腺外分泌功能。

三、食管肿瘤相关胰腺损伤的诊断和鉴别诊断

（一）诊断

1.临床表现

食管癌患者早期缺乏特异症状，可无明显症状，或在进食时有哽噎感、胸骨后异物感，中晚期表现为进行性吞咽困难、持续性胸骨后疼痛或背痛、明显消瘦。5

年生存率约10%，5年食管切除术后生存率为15%~40%。转移至胰腺可出现上腹部胀、腹痛等。少数出现急性胰腺炎，有急性上腹痛症状。因此，在出现上腹胀痛等症状时，应注意明确有无胰腺转移癌及急性胰腺炎。

2.实验室检查

完善血清淀粉酶、脂肪酶可明确有无急性胰腺炎，行肝功能、血脂、血钙等实验室检查有助排除急性胰腺炎其他病因。胰腺外分泌功能不全检测分为直接和间接试验。直接试验未常规开展，常用间接粪便弹力蛋白酶测定明确。

3.影像学检查

转移性胰腺癌缺乏特异影像学特征，单从影像学表现很难将胰腺转移癌与胰腺原发肿瘤鉴别，必须结合既往有明确恶性肿瘤史。影像学表现多为实性结节，囊性少见，单灶多于多灶，转移部位以胰头多见。

4.内镜检查

对性质不明胰腺实性占位病变，可通过EUS-FNA进行细胞病理学诊断，明确占位性质，EUS-FNA是胰腺病变进行病理学诊断的首选方式，总体敏感度达

85%~93%，特异度达96%~100%。ERCP可用于检查胰腺疾病导致的胆胰管狭窄，并可放置引流支架。

（二）鉴别诊断

应与急性胰腺炎、慢性胰腺炎、自身免疫性胰腺炎、胰腺肿瘤等鉴别。

四、食管肿瘤相关胰腺损伤的治疗

（一）内科治疗

针对食道肿瘤胰腺转移的内科治疗主要包括：①术后辅助化疗，化疗主要以铂类+氟尿嘧啶为主。②靶向治疗，Zhang Lei等报道1例使用厄洛替尼+吉西他滨的姑息性治疗，不幸的是，患者在1个月后因多器官衰竭而死亡。内科治疗有助减轻食道肿瘤胰腺转移后引发胰腺疾病症状，抑制肿瘤生长。

食管癌合并急性胰腺炎时内科保守治疗方案给予禁食、抑酶、补液等对症支持治疗。患者出现重症急性胰腺炎时可因合并肾衰、代谢性酸中毒及DIC等而导致死亡。食管癌接受化疗及免疫抑制剂治疗出现DIP，需中断治疗，并给予激素，甚至霉酚酸吗啉乙酯治疗胰腺炎。

胰酶替代疗法（pancreatic enzyme replacement therapy，PERT）：食道切除术后患者可出现EPI，研究表明，对EPI进行PERT，可使90%患者症状改善。

（二）外科治疗

胰腺转移癌属于晚期肿瘤，治疗应根据原发肿瘤生物学特性选择不同模式的整合治疗，是否采取手术治疗意见尚未统一。研究表明，与不手术或姑息手术相比，彻底切除胰腺转移病灶可获更好预后，术后中位生存时间远高于原发性胰腺癌切除术。Koizumi等报道1例70岁食管癌胰腺转移患者行远端胰腺切除术后未行辅助治疗，临床随访24个月内无复发。陈平平等随访16个月得到了类似结果。但Reddy等发现胰腺转移癌切除术患者手术并发症发生率及围术期病死率与胰腺原发肿瘤无明显差别。如患者满足以下标准，可能会从胰腺转移癌切除术中受益：①原发性肿瘤病理类型预后较好；②原发肿瘤控制良好；③可切除的孤立性转移灶；④能够耐受胰腺切除手术。

五、预防和康复

食道肿瘤具有转移至胰腺能力，预后不佳，临床需密切随访，及早发现、及早诊疗。患者出现上腹痛、腹胀等不适，应密切监测肝肾功能、淀粉酶等指标，明确有无胰腺转移癌及肿瘤相关胰腺炎；在化疗及免疫治疗过程中，应警惕DIP可能，应注意所用药物胰腺毒性，避免选用具有胰腺毒性或毒性大的药物，密切监测胰腺损伤相关指标，对药物性胰腺损伤尽量做到早预防、早发现、早治疗。由于食道术后可致胰腺外分泌功能不全，药物治疗同时可对患者进行健康教育，提高生活质量。

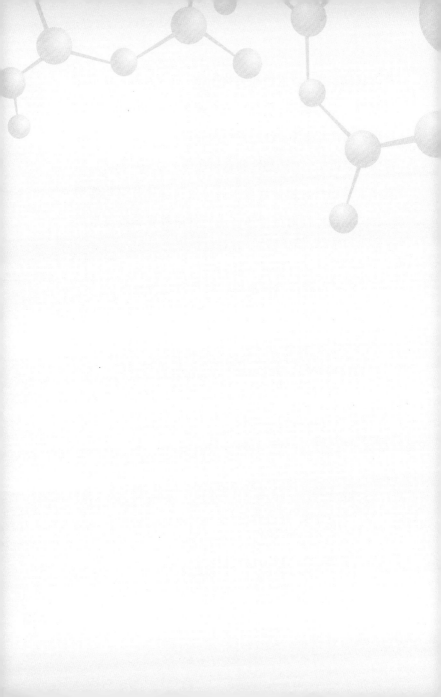

第十四章

腹膜肿瘤相关胰腺损伤

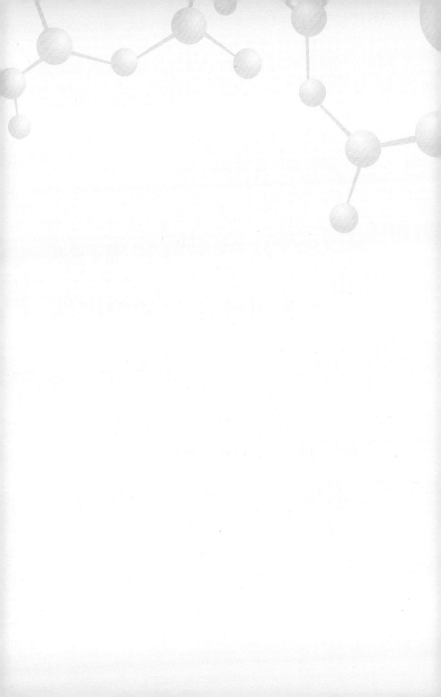

一、腹膜瘤对相关胰腺损伤及机制

（一）腹膜瘤对胰腺的损伤机制

腹膜由单层间皮细胞及少量结缔组织构成。腹膜瘤多指腹膜表面恶性肿瘤（peritoneal surface malignancies，PSM），包括腹膜原发肿瘤（腹膜间皮瘤和原发性腹膜癌）及腹膜继发肿瘤。腹膜原发肿瘤包括上皮来源肿瘤、平滑肌来源肿瘤及来源不明的肿瘤。上皮来源的原发腹膜肿瘤包括腹膜原发浆液性癌和腹膜原发浆液性交界性癌，平滑肌来源的肿瘤指播散性腹膜平滑肌瘤病，为少见良性病变。来源不明肿瘤极罕见，包括间变性小圆细胞肿瘤和实性纤维瘤，前者常发生于年轻男性，为多位于腹盆腔高度恶性软组织肉瘤。腹膜肿瘤多为继发性肿瘤，大多由腹膜内器官如消化道肿瘤、妇科肿瘤或肉瘤转移而来，其原发瘤常位于卵巢、胃、结肠、胰腺、膀胱、子宫和黑色素瘤。

腹膜瘤可直接浸润或转移至胰腺实质或胰腺周围组织，继而引起胰腺损伤。研究发现原发性腹膜恶性间皮瘤可侵犯胰腺，压迫胰管及供胰腺营养代谢的血管，造成胰腺缺血缺氧或胰酶激活，最终损伤胰腺。

（二）腹膜瘤治疗相关对胰腺损伤及机制

1.化疗药物

分为腹腔热灌注化疗和全身化疗，包括顺铂、洛铂、卡铂、奥沙利铂、丝裂霉素、多西他赛、培美曲塞及多柔比星等。目前联合使用长春新碱、5-氟尿嘧啶、顺铂、白细胞介素-2、环磷酰胺和阿霉素治疗肿瘤可能导致急性胰腺炎，但腹膜肿瘤化疗药物导致胰腺损伤未见报道。

2.放射治疗

主要为碘125粒子植入术，但导致胰腺损伤未见文献报道。

3.免疫治疗

代表药物为沙利度胺、西妥昔单抗、贝伐单抗、卡瑞利珠单抗等，未见有导致胰腺损伤的报道。

4.手术治疗

主要为肿瘤细胞减灭术。胃癌根治术在清扫胰腺周围淋巴结或剥离胰腺被膜时易致胰腺损伤，故术后胰腺损伤和胰瘘时有发生，但当前未见有腹膜瘤手术导致胰腺损伤的报道。

二、腹膜瘤相关胰腺疾病

（一）腹膜瘤转移性胰腺肿瘤

腹膜瘤容易转移，但胰腺是相对罕见的转移部位。小样本病例分析发现腹膜假黏液瘤或间皮瘤可转移至胰头，超声表现为实质内多发大小不等囊性结构，透声差，CT提示胰头质硬，腹腔有多个大的网膜和肠系膜结节型肿块。

（二）急性胰腺炎

腹膜瘤导致急性胰腺炎报道极少。机制主要是肿瘤相关组织压迫胰管导致胰液分泌不畅，胰酶激活，最终胰腺发生自溶。临床表现以急性上腹痛、恶心、呕吐、发热和血胰酶增高等为特点，病变程度轻重不等。

（三）胰腺外分泌功能不全

肿瘤相关组织压迫胰管，造成胰腺分泌各种消化酶减少，导致对食物消化吸收功能减退。临床通常表现为脂肪泻、腹胀、腹痛和体重下降等。

三、腹膜病相关胰腺损伤诊断和鉴别诊断

（一）诊断

1.临床表现

无特异性，主要以腹部不适症状为主，包括恶心呕

吐、食欲减退、乏力、消瘦、腹痛、后背痛、腹胀、腹水、腹围增大、腹部包块、黄疸、腹泻，甚至呼吸困难等。

2.实验室检查

血常规、尿常规、便常规、血气分析、血电解质（钾、钠、氯、钙等）、肝功能、肾功能、胰血尿淀粉酶测定、肿瘤标志物、胰腺内外分泌功能检查等实验室检查在诊断中有重要作用。此外，血清或腹水中透明质酸水平有助诊断弥漫性腹膜恶性间皮瘤。肿瘤细胞角蛋白、上皮膜抗原和几种典型瘤细胞表达的标记物（钙调素、IHC标记物）与胰腺转移性间皮瘤的诊断有关。

3.影像学检查

腹膜瘤侵犯胰腺影像学表现缺乏特异性，需结合腹膜瘤及胰腺病变影像学特征，腹水是最常见影像学表现。原发性腹膜瘤CT表现：弥漫型肿瘤腹腔积液显著，其腹膜结节或肿块不规则增厚和明显强化；局限型以囊实性为主，囊壁厚薄不均，有壁结节，肿瘤实性部分明显强化，一般无远处转移。腹膜转移瘤的CT表现：腹水多中到大量，种植转移型为局限性；网膜增厚，为结节状、饼状、污垢状、囊样改变；腹膜壁或脏腹膜增厚，有结节，表面有压迹，与正常腹膜强化不同；肠系膜为浑浊样、结节状改变；可伴腹腔淋巴结肿大。腹膜瘤侵犯胰腺影像学表现缺乏特异性，B超多表现为胰腺低回声结节，核磁可显示肿胀的胰腺有多发结节性病变，CT表现有3种类型：①单发圆形或类圆形肿块，位于胰头者可并发胆道系统扩张或胰管扩张；②胰腺多发肿块；③胰腺弥漫性肿大。无论单发还是多发转移灶，多呈低密度改变且边界较清，增强扫描强化轻微或不明显，等密度转移灶少见，少有坏死囊变。

4.穿刺活检

诊断性腹水穿刺、胰腺穿刺活检或腹膜活检结合免疫组化对腹膜瘤胰腺损伤诊断有重要价值，可采用腹腔镜直视下活检，亦可剖腹探查。

5、内镜检查

ERCP既可明确胰管病变，也能抽取胰液进行细胞学、免疫组化等明确胰腺病变性质，也可放置胰管支架缓解胰液排除不畅症状。胰腺瘤在EUS下为低密度灶，乏血供，可行细针穿刺活检明确胰腺病变性质。

（二）鉴别诊断

应与AP、CP、AIP、胰腺囊性肿瘤、胰腺癌、胰腺

四、腹膜瘤相关胰腺损伤的治疗

腹膜瘤损伤胰腺，不仅需要治疗肿瘤，还需治疗胰腺损伤。治疗包括化疗、肿瘤细胞减灭术（cytoreductive surgery，CRS）、放疗、靶向治疗及对症支持治疗。

（一）外科治疗

CRS是主要外科治疗手段之一。CRS是指切除腹腔内一切可见肿瘤组织，包括腹膜切除和受累脏器切除。目前肿瘤是否具有可切除性，应在考虑治愈可能性、生存率、手术风险等多方面因素后做出判断。同时，确保瘤细胞完全清除也是CRS关键一点。

（二）腹腔内化疗

腹腔内化疗区域内化疗药物高浓度的特点，可以保证肿瘤组织与化疗药物充分接触的同时，还能避免全身化疗带来的副作用。CRS联合HIPEC是目前治疗腹膜恶性肿瘤的标准方案，包括消化道肿瘤、卵巢肿瘤腹膜转移、腹膜间皮瘤和腹膜假黏液瘤。常被用于HIPEC的化疗药物有阿霉素、丝裂霉素C、多西他赛和顺铂等。术后尽早进行腹腔化疗可有效预防CRS引起腹腔粘连，可用于治疗存在腹膜转移消化道和女性生殖系统肿瘤。不仅 HIPEC，加压腹腔内气溶胶化疗（pressurized intraperitoneal aerosol chemotherapy，PIPAC）也被用于腹膜恶性肿瘤局部化疗，这是一种在内镜下通过雾化方式在腹腔给药的化疗方式。

（三）全身化疗

全身化疗可有效预防腹膜恶性肿瘤转移，尤其是肝转移和肺部转移。有研究表明，全身化疗对延长腹膜恶性肿瘤患者生存期未见一定作用。腹膜恶性肿瘤患者使用顺铂或吉西他滨联合化疗药物培美曲塞，反而导致中位总生存期小于或等于27个月。

（四）靶向治疗

贝伐单抗对于胸膜间皮瘤具有一定治疗效果，或许也同样可用于治疗腹膜间皮瘤，尚未发现有关研究。其他靶向治疗，如抗间皮素抗体或脉冲树突状细胞，具有较好发展前景，但仍在研究中。

（五）放射治疗

目前，相比手术联合化疗腹膜恶性肿瘤标准方案，放疗方案显得作用有限，其治疗效果尚存争议，并且长期放疗会对患者产生一定副作用。

（六）其他治疗

腹膜瘤对胰腺造成的损伤，治疗应用禁食水、抑酸抑酶、肠内营养支持、液体复苏等有效手段。

五、预防和康复

围术期管理不佳会增加术后死亡率。强化康复，包括在3~4周术前进行专门营养、身体和心理准备，能降低手术并发症发病率和其他可能不利影响，缩短恢复预期治疗所需时间，从而改善长期预后。专门为老年患者设计的康复训练策略，如综合药物优化，以及根据老年患者具体需求调整现有身体和营养康复计划，能为高风险老年手术患者提供最大益处。

第十五章

其他肿瘤相关胰腺损伤

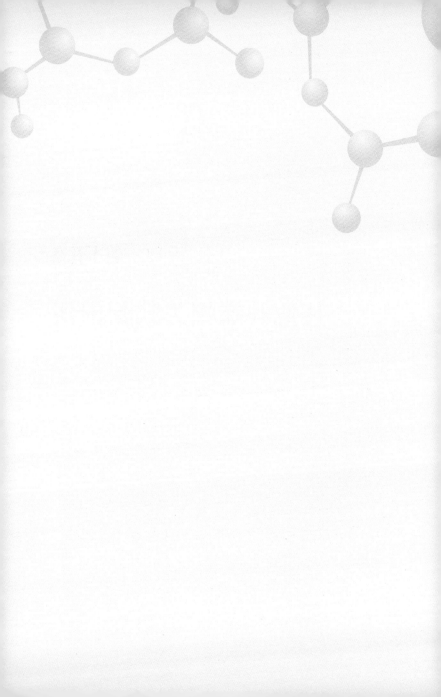

一、脂肪肉瘤相关胰腺损伤

脂肪肉瘤是成人最常见的恶性间充质肿瘤之一。去分化的脂肪肉瘤更易局部复发和转移。脂肪肉瘤导致胰腺损伤多为原发性胰腺脂肪肉瘤或者脂肪肉瘤转移至胰腺引起转移性胰腺脂肪肉瘤。由于临床症状相似，在多数病例中，很难鉴别胰腺转移脂肪肉瘤和胰腺原发肿瘤。50%的胰腺转移脂肪肉瘤患者无症状，仅在检查中意外发现。胰腺脂肪肉瘤患者常表现为疼痛和腹胀等腹部症状，偶尔也会出现全身性症状，如厌食症和体重减轻。无论是原发性胰腺脂肪肉瘤还是转移性胰腺脂肪肉瘤，肿瘤标志物、生化和血液常规检测可无异常。FISH和免疫组化已成为确认脂肪肉瘤类型有效的检测方法。检测高分化/去分化脂肪肉瘤最敏感和特异性的标记物为p16，MDM2敏感性和特异性较小。大多数黏液样/圆形细胞脂肪肉瘤胰腺转移瘤的CT表现为低密度，MRI表现为 T_1、T_2 信号长，动脉、静脉期边缘增强。超声内镜下细针穿刺活组织检查（EUS-FNA/B）可以显著提高诊断的准确性。在软组织肿瘤的进展过程中，对于转移性或不可切除的病变，常规放疗和细胞毒性化疗仍存在争议。因此，在脂肪肉瘤病理分类的基础上，需要更有效的全身治疗方案。外科治疗是黏液样/圆形细胞脂肪肉瘤胰腺转移瘤患者最主要的治疗手段。过去认为胰腺切除术有较高的死亡率和发病率；然而，最近对大样本量的临床分析显示，对胰腺转移瘤进行手术切除是安全的。大多数根治性切除后的胰腺转移瘤有良好的预后，特别是对于初次手术后无病生存时间较长的患者。对于软组织肉瘤孤立性胰腺转移的患者，特别是肿瘤分级低、疾病进展缓慢的患者，根治性手术可能预后良好。

二、甲状旁腺肿瘤相关胰腺损伤

甲状旁腺肿瘤可因高钙血症导致急性胰腺炎。其导致高钙血症的机制是由破骨细胞激活的细胞因子介导的骨溶解，这常与广泛的骨转移或骨骼癌有关。研究显示以急性胰腺炎为首发症状的患者，在被误诊为胰腺癌后，接受了颈部超声检查和 ^{99m}Tc-高锝酸盐的甲状腺和甲状旁腺显影证实了左侧甲状旁腺下部肿瘤。在甲状旁腺切除术后约30天，复查腹部CT扫描，结果显示之前描述的所有胰腺和腹膜结节均显著减少。当高钙血症与胰腺疾病相一致的腹部症状相关时，应怀疑是高钙血症引起的急性胰腺炎。

三、骨原发性肿瘤相关胰腺损伤

骨肉瘤和尤文氏肉瘤是两种最常见的恶性骨原发性肿瘤，主要影响儿童和青少年。骨肉瘤转移至胰腺的情况较为罕见，间充质软骨肉瘤更罕见。研究发现对骨肉瘤或尤文氏肉瘤患者，使用 EUS 和 EUS-FNA/B 进行组织学诊断十分重要。骨肉瘤胰腺转移和原发性胰腺癌的鉴别诊断是治疗的关键。在诊断时，如果患者有肉瘤病史，且存在多个胰腺病变，可通过影像学提示诊断胰腺转移，但治疗仍十分棘手。胰腺转移瘤的预后一般较差，手术的作用尚不明确，但有报道称，在切除孤立性胰腺转移瘤后，生存时间可以延长。

四、前列腺肿瘤相关胰腺损伤

前列腺癌最主要的转移部位为淋巴结，其次为骨、肺、膀胱、肝和肾上腺等，胰腺转移极为罕见。研究者对1589名转移性前列腺癌患者进行的尸检报告表明，与骨（90%）和肺（46%）相比，胰腺是前列腺癌转移最罕见的部位（1.4%）。目前，仅见3例前列腺癌胰腺转移病例，且所有患者均有胰外转移。其临床表现以原发性胰腺疾病的症状为主，最常见的症状为黄疸、上腹痛、呕吐及体重减轻。目前多为对症治疗，平均生存期

3个月左右。为了进一步优化原发性前列腺癌胰腺转移的防治，提高患者生活质量，仍需进行更多的相关领域研究。

五、鼻咽肿瘤相关胰腺损伤

目前关于鼻咽癌导致的转移性胰腺肿瘤在发病机制、临床表现、实验室及影像学检查和治疗的研究较少。其胰腺损伤机制可能与其他肿瘤导致的转移性胰腺肿瘤相似。此癌的相关性胰腺疾病常以肿瘤原发部位引起的症状为主，还可表现为腹痛、腹胀、黄疸、乏力、食欲不振等。鼻咽癌引起的转移性胰腺肿瘤的实验室指标缺乏特异性，影像学可协助诊断。EUS-FNA/B进行组织病理学及免疫组织化学染色检测是确诊鼻咽癌引起的转移性胰腺肿瘤的金标准。鼻咽癌导致的转移性胰腺损伤可使用顺铂联合5-氟尿嘧啶治疗，疗效尚可；亦可对转移性胰腺肿瘤手术治疗，然而手术的作用和效果尚不清楚。

参考文献

1. Talathi S S, Zimmerman R, Young M. Anatomy, Abdomen and Pelvis, Pancreas. StatPearls. Treasure Island (FL): StatPearls Publishing Copyright © 2022, StatPearls Publishing LLC, 2022.

2. 丁自海, 钟世镇. 腹腔镜胰腺外科的应用解剖. 腹腔镜外科杂志, 2010, 15 (5): 321-323.

3. 胡建昆, 周总光, 杨开清. 胰腺的应用解剖. 世界华人消化杂志, 2001, 9 (7): 826-829.

4. 郭晓钟, 钱家鸣, 王兴鹏. 胰腺肿瘤学. 北京: 人民军医出版社, 2012.

5. 国家卫生健康委办公厅. 原发性肺癌诊疗指南（2022年版）. 协和医学杂志, 2022, 13 (4): 549-570.

6. Lin J T, Chen P M, Wang W S. Metastasis-Induced Acute Pancreatitis in Lung Cancer. Adv Ther, 2005, 22 (3): 225-233.

7. Imam Z, Hanna A, Jomaa D, et al. Hypercalcemia of Malignancy and Acute Pancreatitis. Pancreas, 2021, 50 (2): 206-213.

8. 曹成亮, 孙备, 王刚. 药物性胰腺炎研究进展. 中国实用外科杂志，2016，36（12）：1345-1347.

9.Ofuji K，Hiramatsu K，Nosaka T，et al. Pembrolizumab-induced Autoimmune Side Effects of Colon and Pancreas in a Patient with Lung Cancer. Clin J Gastroenterol，2021，14（6）：1692-1699.

10.Porcu M，Solinas C，Migali C，et al. Immune Checkpoint Inhibitor-Induced Pancreatic Injury: Imaging Findings and Literature Review. Target Oncol，2020，15（1）：25-35.

11.Allan S G，Bundred N，Eremin O，et al. Acute Pancreatitis in Association with Small Cell Lung Carcinoma: Potential Pitfall in Diagnosis and Management. Postgrad Med J，1985，61（717）：643-644.

12.段建春，万蕊，沈剑钦，等.肺癌胰腺转移的临床特点及预后分析.中国肺癌杂志，2017，20（08）：511-515.

13.Balasubramaniam R，Sammut J S，Britton I. Metastatic Small Cell Lung Cancer Presenting as Acute Pancreatitis: Diagnosis with Magnetic Resonance Cholangiopancreatography. Radiol Case Rep，2020，15（11）：2250-

2254.

14. Okamoto A, Watanabe T, Kamata K, et al. Recent Updates on the Relationship Between Cancer and Autoimmune Pancreatitis. Intern Med, 2019, 58 (11): 1533-1539.

15. Gardner T B, Adler D G, Forsmark C E, et al. ACG Clinical Guideline: Chronic Pancreatitis. Am J Gastroenterol, 2020, 115 (3): 322-339.

16. Beyer G, Habtezion A, Werner J, et al. Chronic pancreatitis. Lancet 2020, 396 (10249): 499-512.

17. Cortez N, Berzosa M, Mahfouz M, et al. Diagnosis and Treatment of Metastatic Disease to the Pancreas. J Laparoendoscopic Adv Surg Tech A 2020, 30 (9): 1008-1012.

18. Chen Y, Li M, Liu J, et al. sPD-L1 Expression is Associated with Immunosuppression and Infectious Complications in Patients with Acute Pancreatitis. Scand J Immunol 2017, 86 (2): 100-106

19. George J, Bajaj D, Sankaramangalam K, et al. Incidence of pancreatitis with the use of immune checkpoint

inhibitors （ICI） in advanced cancers: A systematic review and meta-analysis. Pancreatology 2019, 19 （4）: 587-594.

20.Haghbin H, Chuang J, Fatima R, et al. Correlation of Autoimmune Pancreatitis and Malignancy: Systematic Review and Meta-Analysis. Dig Dis Sci, 2022, 67 （7）: 3252-3264.

21.Nathaly C, Manuel B, Mahmoud M, et al. Diagnosis and Treatment of Metastatic Disease to the Pancreas. J Laparoendosc Adv Surg Tech A 2020, 30 （9）: 1008-1012.

22.Ryo K, Akifumi H, Shiori A, et al. Imatinib-induced pancreatic hypertrophy in patients with gastrointestinal stromal tumor: Association with overall survival. Pancreatology 2021, 21 （1）: 246-252.

23.Su L, Wernberg J. Synchronous distal pancreatic metastatic lesion arising from colonic adenocarcinoma: case report and literature review. Cli Med Res 2014, 12 （3-4）: 166-170.

24.Singh S, Dey C, Kennecke H, et al. Consensus Recommendations for the Diagnosis and Management of Pancreatic Neuroendocrine Tumors: Guidelines from a Canadian National Expert Group. Ann Surg Oncol 2015, 22 (8): 2685-2699.

25. Sperti C, Pasquali C, Berselli M, et al. Metastasis to the pancreas from colorectal cancer: is there a place for pancreatic resection? Dis Colon Rectum, 2009, 52 (6): 1154-1159.

26. Tian Y, Zhang Z, Yang X, et al. The Risk Ratio of Immune-Related Colitis, Hepatitis, and Pancreatitis in Patients With Solid Tumors Caused by PD-1/PD-L1 Inhibitors: A Systematic Review and Meta-Analysis. Front Oncol, 2020, 10: 261.

27. Vinklerova I, Prochazka M, Prochazka V, et al. Incidence, severity, and etiology of drug-induced acute pancreatitis. Dig Dis Sci, 2010, 55 (10): 2977-2981.

28. Smyth E C, Nilsson M, Grabsch H I, et al. Gastric Cancer. Lancet, 2020, 396 (10251): 635-648.

29. 中华医学会胃癌临床诊疗指南（2021版）. 中华医学

杂志，2022，16: 1169-1189.

30. Symeonidis D，Zacharoulis D，Kissa L，et al. Gastric Cancer Invading the Pancreas: A Review of the Role of Pancreatectomy. In Vivo，2022，36（5）：2014-2019.

31. Coussens L M，Werb Z. Inflammation and Cancer. Nature，2002，420（6917）：860-867.

32. Baj J，Korona-Głowniak I，Forma A，et al. Mechanisms of the Epithelial-Mesenchymal Transition and Tumor Microenvironment in Helicobacter Pylori-Induced Gastric Cancer. Cells，2020，9（4）：1055.

33. Rojas A，Araya P，Gonzalez I，et al. Gastric Tumor Microenvironment. Adv Exp Med Biol，2020，1226: 23-35.

34. Yang J，Cao W，Xing E. Levels and Significance of Tumor Markers and Cytokines in Serum and Peritoneal Lavage Fluid of Patients with Peritoneal Metastasis of Gastric Cancer. Biomed Res Int，2022，2022: 9528444.

35. Polanowski P，Wydmanski J，Tukiendorf A，et al. The Analysis of Absorbed Dose by Pancreas During Gastric Cancer Radiotherapy. Radiotherapy and Oncology，

2020，151: 20-23.

36. Yilmaz M，Baran A. Two Different Immune related Adverse Events Occured at Pancreas after Nivolumab in an Advanced RCC Patient. Journal of Oncology Pharmacy Practice，2022，28（1）: 255-258.

37. Li H Z，Chen J X，Zheng Y，et al. Laparoscopic-assisted Versus Open Radical Gastrectomy for Resectable Gastric Cancer: Systematic Review，Meta-analysis，and Trial Sequential Analysis of Randomized Controlled Trials. J Surg Oncol，2016，113（7）: 756-767.

38. Miyagawa K，Kumamoto K，Shinohara N，et al. Autoimmune Pancreatitis with Gastric Cancer: Some IgG4-related Diseases May Be Paraneoplastic Syndrome. Intern Med，2022，61（14）: 2155-2160.

39. Xiong Y，Zhao Y，Han X，et al. Clinical Characteristics and Outcome of Tumor-associated Acute Pancreatitis: a Single-center Cohort Study. Ann Transl Med，2021，9（8）: 639.

40. 郭晓钟，李兆申，唐承薇，等. 中国急性胰腺炎诊治指南（2019年，沈阳）. 中国胰腺病杂志，2019，19

（5）：321-331.

41.赵玉沛.重视胰腺良性肿瘤的诊断和治疗.中国实用外科杂志，2008，（05）：333-335.

42.许春芳，蒋文平，蔡衍郎，等.高血钙对实验性急性胰腺炎的影响及机制探讨.中华消化杂志，1997，（3）：173.

43.Bucris E，Beck A，Boura-Halfon S，et al. Prolonged insulin treatment sensitizes apoptosis pathways in pancreatic β cells. The Journal of Endocrinology，2016，230（3）：291-307.

44.李欣，周仁荣.肿瘤化疗致急性胰腺炎2例.临床肿瘤学杂志，2010，15（3）：288.

45.Malet J，Melki B，Chouabe S，et al. Immune-related pancreatitis due to anti-PD-L1 therapy in a patient with non-small cell lung cancer: A case report. Medicine，2022，101（29）：e29612.

46.O'Neill R S，Duong T，Dionela W，et al. Pancreatitis and Biliary Obstruction Secondary to Duodenal Metastasis from Rapidly Progressing Lung Adenocarcinoma Treated with Common Bile Duct Stenting. Case Reports in Oncology，2020，13（2）：962-967.

47. Nakashima T，Okuda K，Kojiro M，et al. Pathology of hepatocellular carcinoma in Japan. 232 Consecutive cases autopsied in ten years. Cancer，1983，51（5）：863-877.

48. 周尊强，关蛟，张正筠，等. 肝移植术后新发胰腺体尾部癌一例. 中华肝脏外科手术学电子杂志，2020，9（4）：397-398.

49. Sérée O，Altieri M，Guillaume E，et al. Longterm Risk of Solid Organ De Novo Malignancies After Liver Transplantation: A French National Study on 11，226 Patients. Liver Transplantation: Official Publication of the American Association for the Study of Liver Diseases and the International Liver Transplantation Society，2018，24（10）：1425-1436.

50. Imai D，Yoshizumi T，Sakata K，et al. Long-term Outcomes and Risk Factors After Adult Living Donor Liver Transplantation. Transplantation，2018，102（9）：e382-391.

51. Satoh S，Ikai I，Honda G，et al. Clinicopathologic eval-

uation of hepatocellular carcinoma with bile duct thrombi. Surgery，2000，128（5）：779-783.

52. Mikolasevic I，Orlic L，Poropat G，et al. Nonalcoholic fatty liver and the severity of acute pancreatitis. European Journal of Internal Medicine，2017，38: 73-78.

53. Leung E，Prasher A，Francombe J，et al. Metastasis-induced pancreatitis: case report. Prague Medical Report，2013，114（1）：39-42.

54. Lu T，Li X，Zhou Y. Pancreatic metastasis from squamous cell lung cancer: computed tomography and magnetic resonance imaging findings. J Int Med Res，2021，49（2）：300060521996188.

55. Yang H，Lau W-B，Lau B，et al. A mass spectrometric insight into the origins of benign gynecological disorders. Mass spectrometry reviews，2017，36（3）：450-470.

56. 谢幸，沈源明. 妇科肿瘤的防治现状与面临的挑战. 中国实用妇科与产科杂志，2020，36（01）：20-22.

57. WHO Classification of tumours Editorial Board. Female Genital Tumours. WHO Classification of Tumours，5th edition，vol. 4. IARC Press，2020，8.

58. Lengyel E. Ovarian cancer development and metastasis. Am J Pathol，2010，177: 1053-1064.

59. Yeung T L，Leung C S，Yip K P，et al. Cellular and molecular processes in ovarian cancer metastasis. A Review in the Theme: Cell and Molecular Processes in Cancer Metastasis. Am J Physiol Cell Physiol，2015，309: C444-456.

60. 袁航，张师前，赵霞，等. 女性附件扭转治疗的中国专家共识（2020年版）. 实用妇产科杂志，2020，36（11）: 822-826.

61. Golan T，Hammel P，Reni M，et al. Maintenance Olaparib for Germline BRCA-Mutated Metastatic Pancreatic Cancer. N Engl J Med，2019，381（4）: 317-327.

62. 何晓军，刘洋，张洪义，等. 胰腺转移肿瘤25例诊治分析. 中国肿瘤临床，2010，37（11）: 651-653.

63. 祖瑞铃，叶波. 不同肿瘤与并发胰腺炎患者血清AMY和LPS的分布水平及实验诊断价值研究. 现代检验医学杂志，2019，34（1）: 76-79.

64. 叶浩，易晓雷，李旭辉，等. 宫颈鳞癌胰腺转移致梗阻性黄疸1例报告.临床肝胆病杂志，2022，38（3）：646-648.

65. Mahajan S，Pandit-Taskar N. Uncommon metastasis to the pancreas form adenocarcinoma of the cervix detected on surveillance 18F-FDG PET/CT imaging. Clin Nucl Med，2017，42（12）：e511-512.

66. 刘义彬，黄向华. 卵巢恶性间皮瘤合并淀粉酶增高1例报道.实用妇产科杂志，2012，28（4）：316-318.

67. 王如跃，邱幸凡，张六通.社会心理因素与妇科肿瘤关系的研究.医学与哲学（临床决策论坛版），2006，1：34-36.

68. Baiu I，Visser B. Gallbladder Cancer. JAMA，2018，20（12）：1294.

69. Valle J W，Kelley R K，Nervi B，et al. Biliary tract cancer. Lancet，2021，397（10272）：428-444.

70. Afghani E，Klein A P. Pancreatic Adenocarcinoma: Trends in Epidemiology，Risk Factors，and Outcomes. Hematol Oncol Clin North Am，2022，36（5）：879-895.

71. Sachan A，Saluja S S，Nekarakanti P K，et al. Raised

CA19-9 and CEA have prognostic relevance in gallbladder carcinoma. BMC Cancer，2020，20（1）：826.

72. 中华人民共和国国家卫生健康委员会官网. 胰腺癌诊疗指南（2022年版）. 临床肝胆病杂志，2022，38（5）：10.

73. 梁后杰，秦叔逵，沈锋，等. CSCO胆道系统肿瘤诊断治疗专家共识（2019年版）. 临床肿瘤学杂志，2019，24（9）：828-838.

74. Nennstiel S，Tchurtshenthaler I，Neu B，et al. Management of Occluded Self-expanding Biliary Metal Stents in Malignant Biliary Disease. Hepatobiliary Pancreat Dis Int，2018，17（1）：49-54.

75. 陈雷，周正荣. 21例胰腺转移性肿瘤的CT表现. 中国癌症毒志，2011，21：77-80.

76. Simons-Linares C R，Elkhouly M A，Salazar M J. Drug-Induced Acute Pancreatitis in Adults: An Update. Pancreas，2019，48（10）：1263-1273.

77. 何艳霞，闫俊，王佳其，等. PD-1／PD-L1抑制剂治疗淋巴瘤的研究进展. 现代肿瘤医学，2018，26：3318-3321.

78. Centeno B A. Metastases，Secondary Tumors，and Lymphomas of the Pancreas. Monogr Clin Cytol，2020，26: 109-121.

79. 周和平，邹多武，黄文福，等. 超声内镜引导下胰腺肿瘤穿刺活检的临床应用. 右江民族医学院学报，2007，29: 437-438.

80. Zhou J，Wu H，Lin J，et al. Fine needle aspiration evaluation of pancreatic lymphoma： A retrospective study of 25 cases in a single institution. Dian Cytopathol，2018，46（2）：131-138.

81. Yachimski P，Lucas A，Dusetzina S B. Trends in performance of ERCP among patients with surgically unresectable pancreatic cancer: a Survival，Epidemiology and End Results-Medicare database study. Gastrointest Endosc，2021，94（4）：752-759.

82. Tosoian J J，Cameron J L，Allaf M E，et al. Resection of isolated renal cell carcinoma metastases of the pancreas: outcomes from the Johns Hopkins Hospital. J Gastrointest Surg，2014，18（3）：542-548.

83. 韩松辰，殷华奇，徐涛. 基于肾癌肿瘤微环境的免疫治疗研究进展. 中国医学科学院学报，2022，44（02）：305-312.

84. Tanaka T，Sakai A，Shiomi H，et al. An autopsy case of severe acute pancreatitis induced by administration of pazopanib following nivolumab. Pancreatology，2021，21（1）：21-24.

85. Benhaim R，Oussoultzoglou E，Saeedi Y，et al. Pancreatic Metastasis from Clear Cell Renal Cell Carcinoma: Outcome of an Aggressive Approach. Urology，2015，85（1）：135-140.

86. Sellner F，Tykalsky N，De Santis M，et al. Solitary and Multiple Isolated Metastases of Clear Cell Renal Carcinoma to the Pancreas: An Indication for Pancreatic Surgery. Annals of Surgical Oncology，2006，13（1）：75-85.

87. Klausner J M，Rozin R R，Lelcuck S，et al. Renal Cell Carcinoma Presenting as Acute Pancreatitis and GI Bleeding. J Urol，1983，130（4）：829.

88. Chaker K，Sellami A，Ouanes Y，et al. Renal tumor with pancreatic metastasis: About a case report. Urology Case Reports，2018，17: 12-14.

89.Choi Y J, Lee J H, Lee C R, et al. Laparoscopic total pancreatectomy for multiple metastasis of renal cell carcinoma of the pancreas: a case report and literature review. Annals of Hepato-Biliary-Pancreatic Surgery, 2017, 21 (2) : 96.

90.Guglielmo P, Pesella F, Sartorello A, et al. Metastasis From Clear Cell Renal Cell Carcinoma Mimicking Well-Differentiated Pancreatic Neuroendocrine Tumor at 18F-FDG and 68Ga-DOTATOC PET/CT. Clin Nucl Med, 2022, 47 (7) : e498-499.

91.Noguchi G, Nakaigawa N, Taguri M, et al. Time-dependent change in relapse sites of renal cell carcinoma after curative surgery. Clin Exp Metastasis, 2018, 35 (1-2) : 69-75.

92.Sellner F, Tykalsky N, Santis M D, et al. Solitary and multiple isolated metastases of clear cell renal carcinoma to the pancreas: an indication for pancreatic surgery. Ann Surg Oncol, 2006, 13 (1) : 75-85.

93.Grassi P, Verzoni E, Mariani L, et al. Procopio. Prognostic role of pancreatic metastases from renal cell carcinoma: results from an Italian center. Clin Genitourin Cancer, 2013, 11（4）:484-488.

94. Hamada K, Fujiwara R, Takemura K, et al. Tumor shrinkage patterns of nivolumab monotherapy in metastatic renal cell carcinoma. Int J Urol, 2022, 29（10）: 1181-1187.

95. Derouane F, Yombi J C, Baurain J F, et al. When a metastatic breast cancer is mimicking a pancreatic cancer: case report and review of the literature. Acta clinica Belgica, 2020, 75（4）: 301-307.

96. Ataallah B, Abdulrahman M, Al-Zakhari R, et al. Steroid-Induced Pancreatitis: A Challenging Diagnosis. Cureus, 2020, 12（7）: e8939.

97. 郭晓钟. 炎症性肠病相关性胰腺病变与炎症性肠病药物相关性胰腺炎. 中华消化杂志. 2020,（04）: 217-220.

98. Singh S, Hassan D, Aldawsari H M, et al. Immune checkpoint inhibitors: a promising anticancer therapy. Drug discovery today, 2020, 25（1）: 223-229.

99. 刘畅, 郭向阳. 局部麻醉药物在肿瘤转移和复发中作用的研究进展. 基础医学与临床，2022，42（03）：512-515.

100. Bachert S E，Stewart R L，Samayoa L，et al. Malignant phyllodes tumor metastatic to pancreas. The breast journal，2020，26（8）：1627-1628.

101. Zhao Z，Liu W. Pancreatic Cancer: A Review of Risk Factors，Diagnosis，and Treatment. Technology in cancer research & treatment，2020，19：1533033820962117.

102. Ma Z Y，Gong Y F，Zhuang H K，et al. Pancreatic neuroendocrine tumors: A review of serum biomarkers，staging，and management. World J Gastroenterol，2020，26（19）：2305-2322.

103. Mundackal N，Arslan M E，Decker C，et al. The removal of ectopic pancreas to prevent carcinoma development. Am J Surg，2021，222（6）：1196-1197.

104. 徐凯，吴传玲，尹凤娇，等. 自身免疫性胰腺炎的临床特征、诊断与治疗. 临床肝胆病杂志，2021，37（06）：1477-1482.

105. S Prakash P，Lee J W K，Tang S W，et al. A rare case

report of recurrent metastatic breast cancer mimicking primary pancreatic cancer. International journal of surgery case reports，2020，77: 446-449.

106. Hara A，Minaga K，Watanabe T. Diffuse Pancreas Swelling in a Patient With Multiple Myeloma. Gastroenterology，2021，160（3）: e6-9.

107. Du X，Liu Z，Jia X，et al. Clinical analysis of asparaginase -associated pancreatitis in children. Pancreatology，2022，22（6）: 706-712.

108. Jameel P Z，Lohiya S，Dongre A，et al. Concurrent diabetic ketoacidosis and pancreatitis in Paediatric acute lymphoblastic leukemia receiving L-asparaginase. BMC Pediatrics，2020，20（1）: 228.

109. 王惊华，曾高淳，张维娅，等. 异基因造血干细胞移植后胰腺相关指标异常患者的临床特点和影响因素分析. 循证医学，2020，20（03）: 181-185.

110. Sumitani R，et al. Acute Myeloid Leukemia Developing with Acute Pancreatitis Mimicking Autoimmune Pancreatitis. Internal Medicine（Tokyo，Japan），2021，60（11）: 1753-1757.

111.Imam Z，et al. Hypercalcemia of Malignancy and Acute Pancreatitis. Pancreas，2021，50（2）：206-213.

112.Junquera A E，Seoane B L，Cano Calderero F X. Bortezomib-induced acute pancreatitis，an uncommon adverse event. Rev Esp Enferm Dig，2021，113（1）：77.

113.宋杰，曹子龙，王春立，等.白血病胰腺浸润的影像学表现.放射学实践，2022，37（02）：220-223.

114.Christine Le，Tyler Hamby，Anish Ray，et al. Successful use of enteral nutrition for asparaginase-induced pancreatitis in children with acute lymphoblastic leukemia and lymphoblastic lymphoma: A case series. Nutrition，2022，95: 111559.

115.吴颖，许清源，张瑞东，等.儿童急性淋巴细胞白血病并发急性胰腺炎的危险因素分析.中华实用儿科临床杂志，2022，37（11）：825-830.

116.Friedman C F，Clark V，Raikhel A V，et al. Thinking Critically About Classifying Adverse Events: Incidence of Pancreatitis in Patients Treated With Nivolumab + Ipilimumab. J Natl Cancer Inst，2016，109（4）：djw260.

117. Rawson R V，Robbins E，Kapoor R，et al. Recurrent bowel obstruction: unusual presentation of pembrolizumab-induced pancreatitis in annular pancreas. Eur J Cancer，2017，82: 167-170.

118. 章粉明，陈洪潭，高筱曼，等. 胰腺转移性恶性黑色素瘤一例. 中华消化内镜杂志，2020（04）: 295-296.

119. Jin Y，Ran C，Li F，et al. Melanoma of unknown primary in the pancreas: should it be considered primary? BMC Surg，2020，20（1）: 76.

120. Zaiem F，Alrifai A. Anorectal Malignant Melanoma Presenting as Acute Pancreatitis. Am J Med Sci，2017，354（3）: 327-328.

121. Prasannan T，McNeil M C，Nielsen T，et al. Isolated immune-related pancreatic exocrine insufficiency associated with pembrolizumab therapy. Immunotherapy，2018，10（3）: 171-175.

122. Johar J，Stueck A，Yeddala A，et al. Isolated metastatic melanoma to the pancreas in the context of myeloproliferative neoplasm: a rare occurrence. BMJ Case

Rep, 2022, 15 (3): e246722.

123. Yuan Z, Yan H, Ling W, et al. Contrast-enhanced ultrasound of pancreatic melanoma: A case report and literature review. Front Oncol, 2022, 12: 989638.

124. Voudoukis E, Mpitouli A, Giannakopoulou K, et al. Disseminated metastatic cutaneous melanoma to pancreas and upper gastrointestinal tract diagnosed by endoscopic ultrasound: an unusual case. Clin J Gastroenterol, 2020, 13 (1): 134-138.

125. Vargas-Jiménez J, Vargas-Madrigal J, Arias-Mora R, et al. Pancreatic Metastasis from Malignant Melanoma: Not All That Glitters Is Gold. Case Rep Gastroenterol, 2021, 15 (1): 131-136.

126. Nakamura Y, Yamada R, Kaneko M, et al. Isolated pancreatic metastasis from malignant melanoma: a case report and literature review. Clin J Gastroenterol, 2019, 12 (6): 626-636.

127. Baba S, Akiyama Y, et al. Laparoscopic distal pancreatectomy for metastatic melanoma originating from the choroidal membrane: a case report. Surg Case Rep,

2021, 7（1）：268.

128.Ohmori M，Ishihara R，Morishima T，et al. Excessive risk of second-cancer incidence and cancer mortality in patients with esophageal cancer. J Gastroenterol，2021，56（5）：434-441.

129.史玉娟，徐萍，王静.食管癌胰腺转移一例.中华胰腺病杂志，2021，21（2）：138-139.

130.Koizumi W，Kitago M，Shinoda M，et al. Successful resection of pancreatic metastasis from oesophageal squamous cell carcinoma: a case report and review of the literature. BMC Cancer，2019，19（1）：320.

131.Kanno K，Hikichi T，Saito K，et al. A case of esophageal small cell carcinoma associated with hypercalcemia causing severe acute pancreatitis. Fukushima J Med Sci，2007，53（1）：51-60.

132.Blonk L，Wierdsma N J，Jansma E P，et al. Exocrine pancreatic insufficiency after esophagectomy: a systematic review of literature. Dis Esophagus，2021，34（12）：doab003.

133.Bohl C E，Federico S M，Robinson G W，et al. FDG-

PET CT in the evaluation of primary and secondary pancreatic malignancies. Pediatr Blood Cancer，2018，65（10）：e27115.

134.中国医师协会超声内镜专家委员会.中国内镜超声引导下细针穿刺抽吸/活检术应用指南（2021，上海）.2021，38（5）：337-360.

135.Park C，Jang J Y，Kim Y H，et al. A case of esophageal squamous cell carcinoma with pancreatic metastasis．Clin Endosc，2013，46（2）：197-200.

136.Zhang L，Long X，Hu Z N，et al. An extremely atypical presentation of esophageal squamous cell carcinoma with pancreatic and hepatic metastases: A case report and overview of the literature. Medicine（Baltimore），2021，100（20）：e25785.

137.陈平平，张震生，武金才，等.食管癌术后胰腺转移1例报告并文献复习.中国现代手术学杂志，2020，24（04）：251-254.

138.Reddy S，Wolfgang C L. The role of surgery in the management of isolated metastases to the pancreas. Lancet Oncol，2009，10（3）：287-293.

139. Kepenekian V，Bhatt A，Péron J，et al. Advances in the management of peritoneal malignancies. Nat Rev Clin Oncol，2022，Epub ahead of print.

140. Sugarbaker P H，杨智冉，李雁.国际腹膜癌治疗指南:肿瘤细胞减灭术加腹腔化疗临床路径.中国肿瘤临床，2020，47（11）：541-551.

141. 娄成，钱建新，顾小强，等.（125）I粒子植入治疗盆腔及后腹膜肿瘤23例分析.介入放射学杂志，2016，25（07）：631-634.

142. Kang D，Kim I H. Molecular Mechanisms and Potential Rationale of Immunotherapy in Peritoneal Metastasis of Advanced Gastric Cancer. Biomedicines，2022，10（6）：1376.

143. 李飞，周俭用，杨静如.彩色多普勒超声诊断腹膜假黏液瘤侵袭肝、脾、胰1例.中国医学影像学杂志，2012，20（2）：136-137.

144. 周新红，吴声堂，高绪仲，等.腹膜间皮瘤16例诊治分析.山东医药，2013，53（26）：75-77.

145. Lin Y T，Wu B S，Yang S F，et al. Isolated pancreatic metastasis of a malignant pleural mesothelioma. Kaohsi-

ung J Med Sci, 2009, 25（7）: 395-400.

146. Cortés-Guiral D, Hübner M, Alyami M, et al. Primary and metastatic peritoneal surface malignancies. Nature Reviews Disease Primers, 2021, 7（1）: 1-23.

147. Ullah A, Waheed A, Khan J, et al. Incidence, survival analysis and future perspective of primary peritoneal mesothelioma（PPM）: a population-based study from SEER database. Cancers, 2022, 14（4）: 942.

148. Cao D, Wang J, Guo L. Pancreatic liposarcoma: A rare cause of pancreatic mass in adult. J Gastroenterol Hepatol, 2019, 34（8）:1275.

149. Zerbi A, Pecorelli N. Pancreatic metastases: an increasing clinical entity. World J Gastrointest Surg, 2010, 2（8）:255-259.

150. Lee S R, Gemenetzis G, Cooper M, et al. Long-term outcomes of 98 surgically resected metastatic tumors in the pancreas. Ann Surg Oncol, 2017, 24（3）:801-807.

151. Mignini I, Pizzoferrato M, Larosa L, Gasbarrini A, Rapaccini GL, Armuzzi A. Acute pancreatitis and

parathyroid carcinoma: a case report and literature review. European review for medical and pharmacological sciences，2021，25（19）：5972-5977.

152.Bertucci F，Araujo J，Giovannini M. Pancreatic metastasis from osteosarcoma and Ewing sarcoma: literature review. Scandinavian journal of gastroenterology，2013，48（1）：4-8.

153.Zhu H，Sun J，Wei S，Wang D，Brandwein M. Well-Differentiated Laryngeal / Hypopharyngeal Liposarcoma in the MDM2 Era Report of Three Cases and Literature Review. Head Neck Pathol，2017，11: 146-151.

154.Ando T，K Watanabe，T Mizusawa，et al. Pancreatic metastasis from locally recurrent neuroendocrine differentiated prostate cancer after radical prostatectomy. Urol Case Rep，2020，31: 101155.

155.Teinor J，Groshek L，He J. Rare case of metastatic small cell carcinoma of the nasopharynx to the pancreas. BMJ Case Rep，2020，13（6）.

156.康敏. 中国鼻咽癌放射治疗指南（2022版）. 中华肿瘤防治杂志，2022，29（09）：611-622.

目录 Contents

第六章　乳腺 X 线检查 ···085

第一章

概述

德国物理学家伦琴（Wilhelm Conrad Rontgen）在1895年做阴极射线研究时，发现了一种看不见的新射线，由于不明这种新射线的性质，而称其为X线，科学界又称之为伦琴线。X线最早于1896年2月7日用于体内异物的诊断，以后逐步用于人体其他各部位的检查。

20世纪70年代，日本的高野正雄等根据X线特性开始研制计算机放射摄影（computed radiography，CR）系统，于1981年6月在国际放射学大会正式推出。1983年，市场上推出第一台临床使用CR设备。20世纪90年代出现数字化平板探测技术，该技术采用X线图像数字读出技术，真正实现了X线检测自动化。数字化X线摄影（digital radiography，DR）系统经过30多年发展，积累了大量的数字X线影像经验，技术上已经很成熟，是目前医院放射科实现X线摄影的重要解决方案。

一、X线基本成像原理

（一）X线的产生

X线是真空管内高速行进的电子流轰击钨靶或钼靶等金属靶面时产生的一种高能量、肉眼看不见，能穿透不同物质，使荧光物质发光的射线。X线发生装置主要包括X线管、变压器和操作台。X线管是高真空二极管，

阴极端内装着灯丝，阳极由呈斜面的靶面和附属散热装置组成。变压器向X线管灯丝提供电源。操作台主要由电压表、电流表、时计及其调节旋钮组成，用于调节电压、电流和曝光时间。

X线的发生过程是向X线管灯丝供电、加热，在阴极附近产生自由电子。当向X线管两极提供高压电时，阴极与阳极间的电势差陡增，电子自阴极向阳极高速行进，轰击阳极靶面而发生能量转换，其中1%以下的能量转换为X线，99%以上转换为热能。X线主要由X线管窗口发射，热能由散热装置散发。

（二）X线的特性

X线属于电磁波，波长范围为0.0006~50 nm。在电磁波波谱中，介于γ射线与紫外线之间，比可见光的波长短。用于X线成像的波长为0.031~0.008 nm（相当于40~150 kV·h）。X线具有以下几方面与X线医学成像及其他应用相关的特性。

1. 穿透力与吸收作用

X线具有强穿透力，能穿透可见光不能穿透的物体，在穿透过程中有一定程度吸收，即衰减。X线的穿透力与X线管电压密切相关，电压愈高，产生X线波长愈短，穿

透力也愈强；反之穿透力越弱。另外，X线穿透物体的衰减程度与物体的密度和厚度相关。密度高、厚度大的物体对X线吸收越多。X线的穿透力是X线成像的基础。

2. 荧光效应

X线激发荧光物质，如硫化锌镉、钨酸钙等，可使波长短的X线转换成波长更长的可见荧光，这种转换叫作荧光效应。荧光效应是透视检查的基础。

3. 感光效应

涂有溴化银的胶片，经X线照射后感光而产生潜影，经显影、定影处理，感光的溴化银中银离子（Ag^+）被还原成金属银（Ag），在胶片上呈黑色。而未感光的溴化银在定影及冲洗过程中被洗掉，因而显出胶片片基的透明本色。显影定影后的X线胶片根据金属银沉积的多少产生了黑至白的影像。因此，感光效应是传统X线摄片的基础。

4. 电离效应与生物效应

X线通过任何物质都可产生电离效应。空气的电离程度与空气所吸收X线的量成正比，因而通过测量空气电离程度可测量X线的量。X线通过人体时，也产生电离效应，可引起生物学方面的改变，即生物效应。电离

效应是放射治疗学和放射防护学的基础，因此，在进行X线检查时需要注意防护。

（三）X线成像基本原理

X线使人体组织在荧屏上或胶片上形成影像，一方面是基于X线的穿透力、荧光效应和感光效应；另一方面是基于人体组织之间有密度和厚度的差别。当X线透过人体不同组织结构时，被吸收的程度不同，到达荧屏或胶片上的X线剂量也存在差异。这样，在荧屏或X线片上就形成了明暗或黑白对比不同的影像。

1. X线成像的基本条件

X线影像的形成，基于以下三个基本条件：首先，X线具有一定的穿透力，能穿透人体的组织结构；第二，被穿透的组织结构存在密度和厚度的差异，导致X线在穿透过程中被吸收的量不同，从而使衰减后的X线的量有差别；第三，有差别的衰减后X线是不可见的，由于X线具有荧光效应和感光效应，经过显像过程，就能在荧光板或胶片上获得具有黑白对比、层次差异的X线影像。

2. 不同组织结构的特点

人体组织结构由不同元素组成，依各种组织单位体积内各元素量总和的大小而有不同密度。这样不同组织

器官天然形成了不同的X线衰减差别，这也是人体X线成像的基础。

3. 不同密度组织与X线成像的关系

人体组织结构在X线影像上的密度根据X线吸收程度可归纳为三类：高密度物质，如骨组织、钙化灶等；中密度物质，如软骨、肌肉、神经、实质器官、结缔组织及体液等；低密度物质，如脂肪组织及存在于呼吸道、胃肠道、鼻窦和乳突内的气体等。当厚度差别不大时，不同组织间密度的差别在X线影像中构成了亮度差别，可被我们识别。强度均匀的X线穿透厚度相等、密度不同的组织结构时，由于吸收程度不同，在X线胶片上（或荧屏上）显出具有不同层次灰度（黑白）差异的X线影像。如胸部肋骨密度高，对X线吸收多，照片上呈高亮度；肺组织主要为气体，密度低，X线吸收少，照片上呈低亮度。

4. 不同厚度组织与X线成像的关系

即使是同一种密度的组织结构，如果厚度有差别，吸收X线的量也会有差别。较厚的部分吸收X线总量增多，透过的X线量少，较薄的部分则相反，于是在X线片或荧屏上也显示出灰度的差别。所以，X线影像中密

度的差别不仅取决于组织器官密度的差别，也与组织器官厚度有密切的关系。较厚组织亮度增加，较薄组织则亮度减低。在分析X线影像时要同时考虑到密度和厚度的影响。

二、X线设备种类

（一）传统X线摄影（屏-片系统，screen-film system）

传统X线摄影技术是放射影像诊断中应用最早、最广泛的成像方式。它以胶片为图像采集、显示、存储和传递的载体，以X线入射方向上人体组织的X线吸收差异呈现为不同密度的影像。

1. 传统X线摄影的显像原理

作为接受媒介，胶片的结构包括：表层为保护膜，其深面依次有含溴化银分子的乳剂层和具有一定厚度及硬度的片基。影像分辨率由胶片的溴化银分子颗粒大小、涂布密度和均匀度决定。涂有溴化银的胶片，经X线照射后，感光而产生潜影，经显影、定影处理，感光的溴化银中的银离子（Ag^+）被还原成金属银（Ag），并沉积于胶片的胶膜内。依金属银沉积的多少，产生黑至白的影像。

2. 传统X线摄影的缺点

X线摄影时，仅有1%~2%透过人体的X线光子使胶片感光。X线量子利用率低，要使胶片达到足够的曝光量就必须使用大剂量曝光。为了弥补感光效率低的缺点，增感屏的应用必不可少，增感屏在大大提高胶片感光效率的同时降低了图像的清晰度。

传统X线摄影方法被使用了近100年，存在受检者受到过多的X线辐射、X线显像转换效率低、曝光宽容度低的缺点。因胶片受其曝光宽容度限制不能涵盖人体结构的全部信息量，在使用中对曝光技术条件的优化选择较为复杂，这对传统放射医技人员的技能要求较高。与现代数字X线技术相比，胶片存档的难度大，人力、物力投入多。据统计，X线摄影过程中有20%的时间浪费在了存取档上。传统X线成像过程复杂，主要包括拍摄、显影、定影、记录、存储等步骤，常操作不成功而再次重复操作，不但效率低，而且存在各种风险。

（二）计算机放射摄影系统（CR）

CR属于数字化成像方法，以影像板（imaging plate，IP）（简称"IP板"）为影像载体来替代传统的X线胶片，因此属于模拟数字图像，并非真正的数字化，是传

统光学X线成像到完全数字化成像的过渡阶段。CR的临床应用，使传统X线摄影转变为数字化X线摄影得以实现。

1. CR成像原理

CR系统主要依靠IP板来传递摄影信息。将IP板放在一个特制的暗盒内，在摄影过程中，穿过人体的X线信号遇到IP板时，与板上的荧光物质发生反应，称为一次激励，X线潜影便会被存储在二维平面上。通过IP板将信息传输至图像读取机，图像读取机利用点状光束对IP板进行全面扫描，存储在IP板上的X线信号便会发光。读取机的光导管再把发光信号收集起来，并导入光电倍增管内，转化为相应的电信号，最后将电信号传输至图像处理工作站进行相关数字处理。当X线剂量不足或过多的时候，图像质量较差，可通过图像处理工作站自身调节感光度来避免这一问题。在完成图像读取后，将IP板放在专门的强光灯下照射，以消除IP板上面的所有潜影，方便下次使用。CR数字摄影系统拥有较强的图像后处理功能，能根据诊疗需要，改变相关影像特征。当前，CR系统中的闪射体基本都采用针状结构的荧光物质，不仅有效地解决了荧光散射问题，还进一步

提高了灵敏度。

2. CR优点

（1）X线剂量比传统X线摄影系统有较大的降低。

（2）IP板替代胶片可重复使用。

（3）可与原有的X线设备匹配使用，放射技师不需要特殊训练。

（4）采用多种图像处理技术，如谐调处理、空间频率处理、时间减影、能量减影、动态范围控制等图像处理方式获取质量更佳的图像。

（5）具有多种后处理功能，如测量、局部放大、对比度转换、影像边缘增强、多幅显示及数字减影等技术方式。

（6）显示的诊断信息易被医生阅读、理解，且质量更易满足诊断要求。

（7）可数字化存储与传输，进入网络系统，节省胶片，无需暗室和储片库。

（8）实现数据库管理，有利于查询和比较，实现资料共享。

3. CR缺点

（1）时间分辨率差，不能满足动态器官的影像

显示。

（2）空间分辨率相对较低，在细微结构的显示上，与常规X线检查的屏–片组合相比，CR系统的空间分辨率有时显得不足。

（3）曝光剂量偏高。临床应用表明，与常规屏–片系统相比，除了对信噪比要求不严格的摄影部位外，要获得等同的影像质量，CR影像所需的曝光剂量要高出30%以上。

（三）数字化X线摄影（DR）

DR指采用平板探测器直接把X线影像信息转化为数字信号的技术，是真正意义上的数字化X线摄影系统，也是当前的主流设备，有利于提高医疗诊断质量，促进医院现代化管理水平的提高。

1. DR成像原理

DR成像的关键是光电转化在平板探测器内直接完成，电信号输出到处理计算机即形成数字图像，其成像原理依平板探测器的感光材料和结构而略有区别。目前，最具代表性的平板探测器有两种，一种是非晶硅（a：Se±CsI）类型，采用非直接转换方式。当X线光子通过非晶硅平板探测器时，将与CsI发生反应形成荧光。

这些荧光光子将被光电二极管转换成相应的电信号。另一种是非晶硒（a：Se）类型，采用直接转换方式。非晶硒平板探测器的原理是当X线穿过该探测器时，X线光子将与非晶硒产生作用，生成正负电子对，从而形成相应的电信号。该过程中并无太多的信息转换，信息丢失不多，因而获取的图像非常清晰。

2.DR的优点

（1）图像质量高。DR可将X线直接转换成电信号，使X线的失锐度大为下降，动态范围大，图像层次丰富。

（2）时间分辨力高，成像速度快。在曝光后几秒即可显示图像，从而改善和优化了工作流程。

（3）曝光宽容度大，摄影成功率接近100%。容许一定范围内的曝光误差，并可在后处理中调节、修正成像。

（4）全数字化。图像的数字化便于在计算机中存储、传输和调阅，节省存储空间及胶片和冲片液的支出，数字化方式能直接与图片存档及通信系统（picture archiving and communication system，PACS）相连接，实现远程会诊。

3. DR 的缺点

DR 系统比较固定，只能专机专用，兼容性差，平板探测器对环境要求高，大面积的薄膜晶体管在工业生产中存在较大难度，仍未满足心血管等动态的、快速连续的造影检查。

（四）数字化乳腺 X 线摄影（digital mammography，DM）

1. 基本原理

乳腺 X 线摄影在成像原理上与普通 X 线摄影相同。专用的乳腺 X 线摄影设备使得乳腺的 X 线曝光均匀，并用滤线栅减少散射线，在达到改善图像质量的同时降低了辐射剂量。

乳腺 X 线摄影以前通常使用钼靶 X 线机，利用低千伏管电压产生低能量的软 X 线，激发特征辐射，从而增大脂肪与肌肉之间的对比度，扩大乳腺组织内部的 X 线吸收差异。

目前广泛使用的是 DM，球管的靶面也从单纯的钼靶发展到多种靶面，如铑靶、钨靶等。X 线球管发出的光子击中数字探测器，探测器将吸收的光子能量信号转换为电信号，再经过信号图像处理系统转化为数字信号

并以大家熟悉的图像形式呈现。数字图像具有更宽的动态范围（1000∶1），对比度更高。

2. 发展简史

1913年，德国外科医生Salomon对乳腺术后组织块进行X线照射，首先认识到放射学可以发现乳腺内的占位病变。1930年，美国医生Stafford Warren获得乳腺X线片，并于术前成功地对病变的良恶性做出了诊断。1948年，Gershon-Cohen展示了乳腺X线成像对触诊阴性乳腺癌的显示。1950年，Leborgne首次提出了乳腺癌与微钙化的关系。1960年，Egan规范了乳腺X线摄影技术，使之真正开始应用于临床，并在20世纪80年代成为主要推广的乳腺癌筛查手段。

最初，采用屏-片组合乳腺摄影成像，图像的获取、处理和显示都是通过胶片完成的。X线球管发出穿过乳房的X射线束，使得胶片曝光产生潜影。胶片经过化学处理，感光的部分显影形成乳腺X线片。20世纪80年代，医学成像系统逐步迈入数字化时代。乳腺X线摄影需要出色的对比度、灵敏度、高空间分辨率和宽动态范围，同时需要严格控制辐射剂量，使得乳腺X线摄影成为最后"数字化"的设备。20世纪90年代，乳腺X线摄

影真正进入以数字探测器为成像系统的全视野数字乳腺X线摄影时代。

DM极大地简化了临床流程，有利于PACS系统的使用，而不再需要胶片库和胶片管理。然而，DM仍无法解决乳房正常纤维腺体组织对病变叠加产生的掩蔽效应。由此，近十年推出的新技术对比增强乳腺X线摄影（contrast-enhanced mammography，CEM）、数字乳腺断层合成摄影（digital breast tomosynthesis，DBT），通过增加病灶与正常乳腺实质对比度或者去除对病灶的掩蔽效应等手段，证实在筛检微小浸润性癌方面有很大价值。

总之，乳腺X线摄影技术一直在稳步发展，从普通胶片到数字化乳腺摄影，到新技术的推出，这些都是渐进式的改进。在当下"人工智能"（artificial intelligence，AI）进展飞速的时代，计算机辅助检测和诊断有希望进一步提高乳腺癌早期检测效能。

3. 设备种类

DM机器是目前临床工作中最常见的乳腺X线成像设备，与过去胶片摄影不同，数字乳腺X线摄影机以数字化平板作为探测器接受X线信号，将光信号转换为电流数据，再通过数据处理以图像形式展示。数字化图像

便于存储、检索和传输。

DBT将目标乳房放置于压迫板和支撑板之间，拍摄时球管以被压迫的乳房为中心，沿着特定的弧线在一定角度内旋转，每旋转规定角度，乳腺机低剂量曝光一次，从而X线穿透乳房转换成电信号，被直线运动的平板探测器接收进而产生影像。当X线管完成旋转时，数字探测器就会获得一系列不同投射角度下的低剂量数据，计算机通过最大相似度及期望值最大化算法进行重组，获得与探测器平面平行的乳腺任意深度层面的一系列薄层图像（通常重建层厚为1 mm）。重建后的第一张断层图像从靠近探测器的位置开始，依次排列顺序为：CC位从下往上，MLO位从外下往内上。DBT可以有效地减少周围组织重叠的影响，提高影像的清晰度，有利于正常组织和病变的区分，增加乳腺癌灶的检出率，降低召回率。

DM基本原理与碘对比剂相结合，进一步发展了CEM技术。在注射碘对比剂后分别以低、高能量摄片，获得低能图及高能图。低能图类似常规DM图像，高能图用于后处理生成减影图像，减影图能显示富血供病灶，反映血供情况，提高诊断效能。

（五）乳腺X线摄影新技术

1. 数字乳腺断层合成摄影（digital breast tomosynthesis，DBT）

DBT在2011年获得FDA批准，并在2014年获批在中国用于临床。与传统的乳腺X线摄影相比，DBT能显著提高乳腺癌的诊断效能，但对不同纤维腺体的构成人群，DBT检查获益（与DM相比）亦不尽相同，脂肪型和极度致密纤维腺体的人群在DBT检查中获益较小。针对含钙化病灶的判断DBT与常规X线能力相当。另外，断层图像目前还不能单独应用，必须综合二维图像才能作为筛查和诊断的手段，此为美国放射学会（American College of Radiology，ACR）规定的使用模式。尽管数字化乳腺"X线摄影（2D）+DBT"联合模式的辐射剂量处于FDA的安全辐射剂量范围内，但是尽量减少辐射剂量仍是人们的关注点。基于此，2014年FDA批准了合成二维乳腺X线成像（Synthetic Mammography，SM）的临床应用。SM是将DBT所获取的一系列断层图像合成为模拟的二维图像，此技术的应用可减少辐射暴露，在接近数字乳腺X线摄影拍摄的辐射剂量情况下，获得断层和模拟2D两套图像，解决了ACR应用规定的模式要求。

研究表明，SM的诊断效能与DM相当甚至略优。

目前有多家厂商可提供DBT系统，各家系统的参数各不相同，包括X射线球管运动、扫描角度、滤光片材料、探测器材料、像素大小、像素分块及重建算法。目前DBT系统扫描角度范围为 15°~50°，一般来说，大角度扫描可以提供更好的深度分辨率，而小角度扫描可以提高平面内分辨率，但是更宽的角度扫描需要更长的扫描时间，使检查相对容易受到运动的影响，相对辐射剂量也较大。大部分系统的扫描角度都是固定的，但也有一些系统自身含两种扫描角度，可根据筛查和诊断的不同需求在两个扫描角度中选择。

2. 对比增强乳腺X线摄影（contrastenhanced mammography，CEM）

CEM技术的原理是基于碘对比剂存在"K缘效应"，即在略高于和略低于33.2 keV的两种曝光条件下，碘对X线吸收的变化较大，而乳腺正常组织包括纤维腺体、脂肪等对X线吸收的变化较小，因此，双能曝光后获得的高、低能图像进行减影后，可获得突显碘对比增强的区域。低能图被证实与DM相似，唯一的区别是此时已有碘对比剂存在于乳房中，但由于曝光能量位于碘的K

缘以下，因此低能图则几乎不显示碘成分。高能图可捕获对比剂摄取区域，但不作为影像医师解读的依据，仅用来后处理生成减影图。一个体位上获得的低能和后处理减影图被用作诊断用图。CEM的概念最早于1985年提出，早期有时间减影、双能量减影两种技术，目前使用的都是基于双能量减影的技术，并在2011年被FDA批准应用于临床，国内亦于2015年批准此项技术并进行了一系列相关临床研究。CEM因包括有类似DM图像和反映病灶血供的减影图像，目前主要被应用于乳腺癌诊断、术前分期、新辅助治疗疗效评估、筛查等方面。CEM有高低能量的2次曝光，总的辐射剂量虽然在安全范围内，但比常规乳腺X线摄影的剂量大，大致是常规剂量的1.2~1.7倍。

临床乳腺X线检查设备的不断发展、进步，以期一种更有效、更便捷经济的检查手段来提高乳腺癌的早期诊断、降低乳腺癌死亡率并改善患者的生活质量。

第二章

胸部X线检查

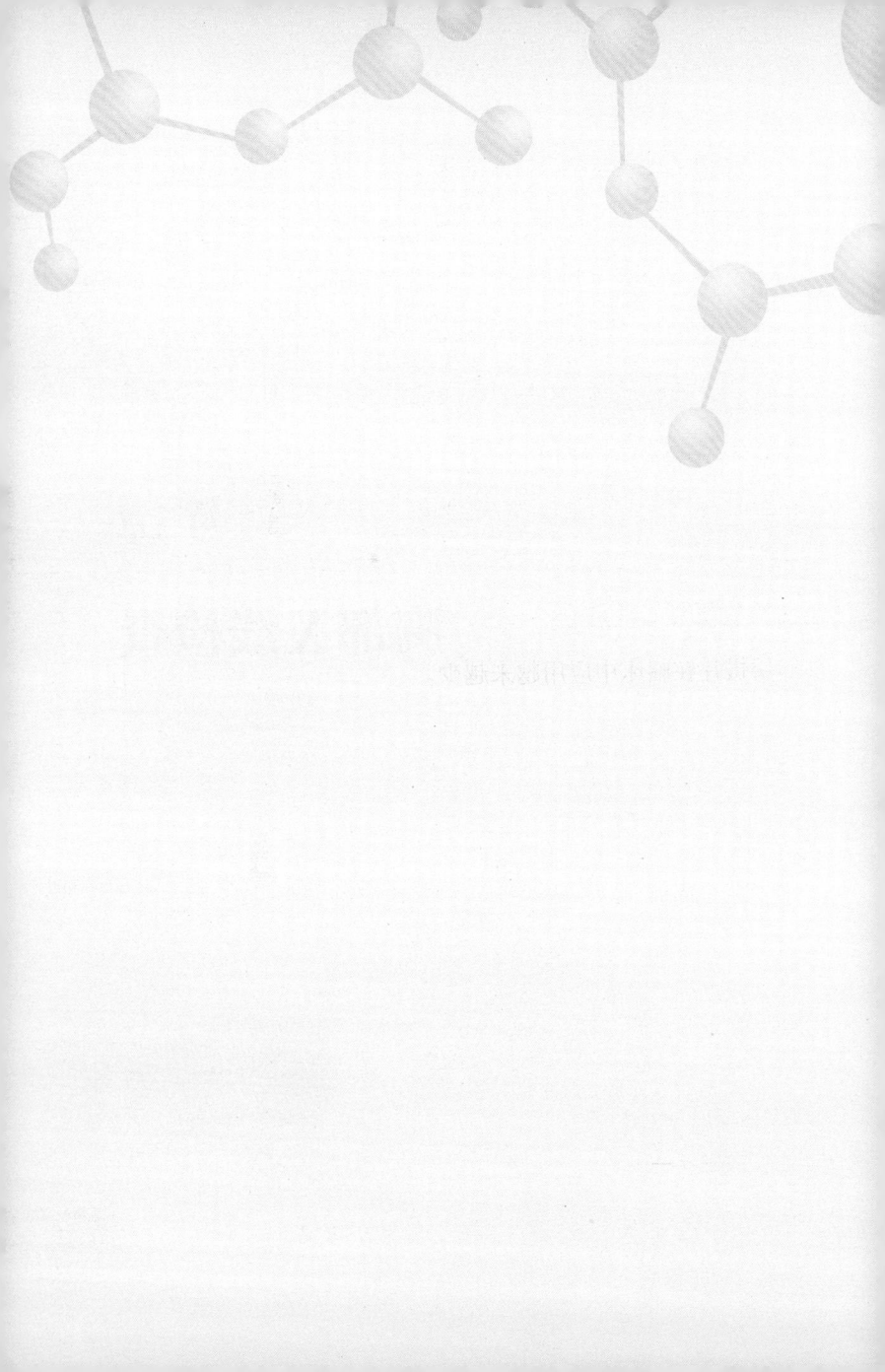

胸部X线检查可以无创观察胸廓、纵隔及肺部病灶的大体形态特点、位置大小、毗邻关系等。由于胸部X线透视检查缺乏客观记录，且辐射剂量远大于胸部X线摄片，目前临床应用较少，本章不再赘述。目前胸部X线检查主要包括胸部X线片、心脏大血管X线片、肋骨X线片及经外周静脉穿刺中心静脉置管（peripherally inserted central catheter，PICC）胸部X线定位等。另外，胸部X线体层摄片是在胸部常规X线片的基础上进行特殊体层摄片，随着胸部CT检查技术的普及，胸部X线体层摄片在临床中应用越来越少。

一、检查技术要求

（一）胸部体表参考

1. 胸骨角

相当于第4/5胸椎水平，两侧与第2肋骨软骨部分连接，可作为计数肋骨的标志。

2. 剑突

相当于第9胸椎水平，也可作为心下缘膈肌和肝上面的前分界线。

3. 锁骨下窝

位于锁骨外1/3处下方，窝内可触及喙尖。

4.乳头

男性乳头平第4肋骨或相当第7/8胸椎水平；女性乳头个体差异较大，不宜做体表定位点。

5.肩胛骨下角

平第7/8胸椎水平。

(二) 摄片体位选择

1. 立位

人体直立姿势。

2. 仰卧位

背部向下的卧位姿势。

3. 俯卧位

腹部向下的卧位姿势。

4. 左/右侧卧位

人体左侧/右侧向下的卧位姿势。

5. 左/右前斜位（LAO/RAO）

人体左/右侧面向前靠近IP板倾斜的体位姿势。

6. 左/右后斜位（LPO/RPO）

人体左/右侧背向后靠近IP板倾斜的体位姿势。

（三）摄片方向选择

1. 矢状方向

前后向（A→P）、后前向（P→A）。

2. 侧方向

左右向（L→R）、右左向（R→L）。

3. 斜方向

背腹第1斜方向（D→VRAO），背腹第2斜方向（D→VLAO）；腹背第1斜方向（V→D：LPO），腹背第2斜方向（V→D：RPO）。

（四）检查前准备

在X线检查前开机预热，拟定并调整摄片条件。在进行摄片前认真核对检查申请单的患者信息及检查部位，核准登记系统的患者信息、检查部位准确无误，根据检查部位选择适宜尺寸的IP板（或胶片）。清除患者胸部可造成影像伪影的衣服和饰物。必要时对患者进行吸气、屏气训练。在进行心脏大血管右前斜位X线摄片前调制适量的医用硫酸钡剂。

（五）摄片技术要求

尽量取立位进行投照，此体位的特点是能正确反映胸部脏器的确切形态，并且能观察产生气液面的病理改

变。后前向投照心脏放大率小，肺野相对被遮盖少；且后肋间隙显示增宽，肺野展现宽广；同时肩胛骨易投影于肺野之外。摄片过程中取腹式深吸气后屏气摄片。X线中心线取第6胸椎高度，采用180 cm的摄片距离。多选用多叶复合式的准直器，光野与照射野要保持一致性。根据管电压数值选择适当比值的滤线栅。尽量选用高千伏摄影，可以显示被肋骨重叠的血管纹理及病变，还可穿透纵隔，使气管、主支气管及心脏后的病变可显示。一般要求投照电压为120~125 kV。

二、胸部X线常规摄片

（一）适应证

（1）肺部及支气管病变。

（2）纵隔和横膈病变。

（3）胸膜和胸壁病变。

（4）肋骨骨折及骨质改变。

（5）对肺尖病变、胸部叶间胸膜积液及右中叶肺不张可采用前弓位摄片方法进行检查。

（二）操作方法及程序

1. 后前立位摄片

患者站立于摄片架前，取后前位，两足分开，站

稳；人体正中矢状面与IP板长轴中线重合，下颌略仰，IP板上缘超出两肩；双肘屈曲，手背置于臀部，肘部尽量向前贴紧摄片架；使用滤线器；摄片距离为150~180 cm；中心线呈水平方向，经第6胸椎垂直射入IP板；深吸气后，屏气曝光。

2. 侧位立位摄片

患者侧立于摄片架前，被检一侧靠近IP板；双上肢上举，两足分开，以稳定身体；胸部腋中线对准IP板长轴中线；IP板上缘应超出肩部，下缘包括前后肋膈角；使用滤线器；摄片距离为150~180 cm；中心线经腋中线第6胸椎水平高度，垂直射入IP板；深吸气后，屏气曝光。

3. 前弓位立位摄片

患者面向X线球管，站立于摄片架前；上胸后仰，使后背上部紧贴摄片架面板，腹部向前挺出，胸部冠状面与IP板约呈45°。人体胸部正中矢状面与IP板长轴中线重合。手背放于臀部，肘部弯曲并尽量向前；两足分开，站稳。IP板上缘超出肩部上方约7 cm。使用滤线器。摄片距离为150~180 cm。中心线通过胸骨角与剑突连线的中点，垂直射入IP板。深吸气后，屏气曝光。

（三）注意事项

（1）开始检查前检查立位摄片架是否牢固、可靠，防止患者摔伤，去除胸部一切可能产生伪影的衣服、物品。

（2）采用高电压摄片，滤线栅比值不小于10∶1。

（3）对患者进行呼吸屏气的训练。

（4）前弓位摄片时患者身体后倾角度不够，中心线可向头侧倾斜一定角度，经胸骨角与剑突连线的中点射入IP板。

（5）重症患者及婴幼儿可采取半卧位或仰卧正位摄片。

（四）胸部X线诊断要点

1. 阅片原则

胸部X线片的阅片应描述胸廓对称与否，双肺野纹理透亮度以及纵隔（肺门、心影）的形状，大小及位置情况；最后是膈肌和肋膈角。忽略对以上任何一项的观察描述都不应该。

2. 异常胸部X线征象

（1）肺实变：表现为片状淡薄高密度影，边缘模糊；部分斑片影中可见支气管气象，称为空气支气管

征，应强调实变影的密度和体积，同时注意有无胸腔积液和淋巴结肿大，并尽可能动态观察病灶的变化。

（2）阻塞性肺气肿：表现为两肺透亮度增加；肺纹理变细、稀疏；胸廓呈桶状，肋间隙增宽，膈肌低平。

（3）阻塞性肺不张：①一侧肺不张：患侧肺野密度均匀增高，肋间隙变窄。膈肌升高，纵隔向患侧移位。②肺叶不张：肺叶密度均匀增高，体积缩小，叶间裂向心性移位，邻近代偿性过度充气。③肺段不张：三角形致密影，基底向外，尖端指向肺门，肺段缩小。④小叶不张：表现为小斑片状高密度影，与炎症不易区分。

（4）肺空洞：表现为肺内空洞影，周围有密度高的实变区，内有液平（急性肺脓肿）、壁结节（癌性空洞），或可见空洞内壁不规则。

（5）气胸：表现为患侧肺野无肺纹理的透亮区及被压缩的肺边缘。由于胸腔内气体的多少不同，肺被压缩的程度也不同。一般来说，肺内中外带占肺的量分别为60%、30%、10%。当胸腔内同时有气液平面时，即表现为液气胸。若合并有外伤史，还应注意有无肋骨骨折和肺出血、肺挫裂伤。

（6）肺肿块：表现为肺内类圆形高密度影。良性病

变边缘锐利、光滑。恶性病变边缘不锐利，可见分叶状、短毛刺、胸膜凹陷征象。

三、心脏大血管X线摄片

（一）适应证

（1）心脏及大血管先天、后天性疾病。

（2）瓣膜病、高血压病。

（3）肺心病。

（4）原发或继发心肌病。

（5）真性或假性主动脉瘤、主动脉夹层。

（二）操作方法及程序

1. 后前正位摄片

患者背向X线球管，站立于摄片架前，两足分开，身体站稳；人体正中矢状面与IP板长轴中线重合，下颌略仰，IP板上缘超出两肩；双肘屈曲，手背置于臀部，肘部尽量向前紧贴摄片架；使用滤线器；摄片距离为200 cm；中心线水平方向，经第7胸椎垂直射入IP板；平静呼吸状态下屏气曝光。

2. 侧位摄片

患者侧立于摄片架前，被检一侧靠近IP板；双上肢上举，环抱头部；两足分开，使身体站稳；胸部腋中线

与IP板长轴中线重合；IP板上缘应超出肩部；使用滤线器；摄片距离为200 cm；中心线呈水平方向，通过腋中线第7胸椎水平高度垂直射入IP板；平静呼吸状态下，屏气曝光。

3. 右前斜位（第1斜位）摄片

患者站立于摄片架前，胸壁右前方靠近摄片板；左手高举抱头，右肘弯曲内旋，右手背置于臀部；人体冠状面与IP板呈45°~55°角；IP板上缘超出锁骨5~6 cm，左前及右后胸壁包括在IP板内；使用滤线器；摄片距离为150~180 cm；中心线呈水平方向，经左侧腋后线第7胸椎水平高度垂直射入IP板；吞服医用硫酸钡剂，并在平静呼吸状态下屏气曝光。

4. 左前斜位（第2斜位）摄片

患者立于摄片架前，胸壁左前方靠近摄片架面板；人体冠状面与摄片架面板呈65°~75°角；右手高举抱头，左肘弯曲内旋，左手背置于臀部；IP板上缘达肩部上方，右前、左后胸壁包括在IP板内；使用滤线器；摄片距离为150~180 cm；中心线呈水平方向，通过右侧腋后线第7胸椎水平高度垂直射入IP板；平静呼吸状态下，屏气曝光。

（三）注意事项

（1）使用高电压摄片，滤线栅比值不小于10∶1。

（2）摄片前，训练患者呼吸屏气。

（3）去除胸部一切可能产生伪影的衣服、物品。

（4）心脏大血管摄片体位顺序应为：左前斜位、右前斜位、侧位、正位。

（四）心脏和大血管X线诊断要点

1. 心脏大血管X线正常表现

纵隔右心缘上段为上腔静脉，下段为右心房右缘；左心缘上段为主动脉结（即主动脉弓投影），中段由肺动脉主干构成；下段为左心室缘；正常的心胸比值不超过0.5。心胸比率在0.51~0.55为轻度增大；0.56~0.60为中度增大；大于0.6则为重度增大。

2. 心脏大血管X线异常征象

（1）普大型心：又称为球形心，见于全心衰、心肌炎、心包积液。胸片特点：各房室均增大。

（2）梨形心：也称二尖瓣型心，见于二尖瓣瓣膜病变、房间隔缺损、肺动脉瓣狭窄、肺动脉高压与肺源性心脏病等。胸片特点：主动脉结小，肺动脉段突出，房室增大。

（3）主动脉型心：又称为靴型心，见于高血压病、主动脉瓣瓣膜病变、法洛氏四联症。胸片特点：主动脉结增大，心腰凹陷，心尖下移、隆突并向左增大。

（4）纵隔影增宽：见于主动脉夹层、胸主动脉瘤。胸片特点：纵隔影增宽，主动脉壁钙化。胸主动脉瘤可伴有主动脉根部与升主动脉影增大，主动脉弓迂曲延长。主动脉夹层时有主动脉结突出，心影增大，左侧胸腔积液表现。

四、肋骨 X 线摄片

（一）适应证

肋骨骨折、肿瘤、畸形等。

（二）操作方法及程序

1. 膈上肋骨正位摄片

患者站立于摄片架前，取后前位，两足分开，身体站稳；人体正中矢状面与 IP 板长轴中线重合。下颌略仰，IP 板上缘超出两肩；双肘屈曲，手背置于臀部，肘部尽量向前，紧贴摄片架；使用滤线器；摄片距离为 180 cm；中心线呈水平方向，通过第 6 胸椎垂直射入 IP 板；深吸气后，屏气曝光。

2. 膈下肋骨正位摄片

患者仰卧于摄片台上，人体正中矢状面垂直床面；双上肢置于身体两侧，略外展。IP 板下缘包括季肋下缘 3 cm，两侧包括胸腹壁外缘。中心线垂直或向头侧倾斜 10°~15°角，射入 IP 板中心。使用滤线器。摄片距离为 100 cm。深呼气后，再屏气曝光。

（三）注意事项

（1）膈上肋骨正位摄片时不宜采用高千伏摄片。

（2）膈下肋骨正位摄片时，中心线向头侧倾斜的目的是将膈肌投影向上推移，使靠近膈下的肋骨充分暴露。

（3）根据临床要求，膈下肋骨摄片可以摄取局部肋骨影像，体位及中心线由待检部位决定。

（四）肋骨 X 线诊断要点

1. 骨髓瘤

好发于肋骨等富含红骨髓的骨组织，表现为溶骨性骨质破坏影。

2. 骨转移瘤

好发于肋骨、脊柱等中轴骨，在 X 线诊断中应加照肋骨斜位摄影。

五、中心静脉导管X线定位

（一）适应证

中心静脉血管通路（central venous access，CVA）导管尖端需要根据术中X线透视或术后胸部X线片进行定位（证据等级：Ⅰ类；推荐强度：A级）。成人中心静脉通路植入及管理指南要求中心静脉导管使用之前要完善X线检查，确认导管尖端位置。

（二）操作方法及程序

后前位胸部摄片：①患者站立于摄片架前，取后前位，两足分开，站稳。②人体正中矢状面与IP板长轴中线重合，下颌略仰、IP板上缘超出两肩。③双肘屈曲，手背置于臀部，肘部尽量向前贴紧摄片架。④使用滤线器。⑤摄片距离为150~180 cm。⑥中心线呈水平方向，经第6胸椎垂直射入IP板。⑦深吸气后，屏气曝光。⑧由摄片技师认真填写检查申请单的相关技术参数，并签名。

（三）注意事项

（1）采用高电压摄片，滤线栅比值不小于10∶1。

（2）对患者进行呼吸屏气的训练。

（3）去除胸部一切可能产生伪影的衣服、物品。

（四）中心静脉导管X线诊断要点

PICC导管末端是否准确到达上腔静脉内是PICC置管成功关键的环节。X线片可以根据导管的走行和形态判断导管是否打折、迂曲或断裂等征象。根据《中国乳腺癌中心静脉血管通路临床实践指南（2022版）》的推荐，中心静脉导管的尖端位置建议在上腔静脉下1/3部分或上腔静脉和右心房交界处（证据等级：Ⅰ类；推荐强度：A级）。参照胸片的骨性标志水平位于：①右侧第三前肋间（脊椎右旁）；②脊椎右旁第6胸椎水平上下处。

腹部 X 线检查

一、简述

腹腔内脏器的密度都属于软组织密度，缺乏自然对比。腹部平片有5种密度需要区分：黑色代表气体，白色代表骨骼、钙化等，灰色代表软组织，暗灰色代表脂肪，强亮白色代表金属异物、植入物等。腹部X线对肿瘤的诊断评估能力较弱，不如CT与MRI，但在急腹症（肠梗阻、胃肠道穿孔）的诊断上具有优势。

二、检查方法

（一）适应证与禁忌证

1.适应证

（1）患者急性腹痛。

（2）肿瘤患者外科术后的复查。

（3）肿瘤导致的胃肠道空腔脏器穿孔。

（4）肿瘤压迫、术后粘连等因素导致的胃肠道梗阻。

（5）肿瘤压迫导致的胃肠道反射性肠淤积。

（6）肿瘤患者误食异物的定位。

2.禁忌证

主要是相对禁忌证：孕妇（含备孕期女性）等不适宜人群。

（二）摄片体位

腹部X线片包括直立前后位、直立侧位、仰卧水平前后位、仰卧水平侧位等。直立前后位可显示膈下游离气体（胃肠道穿孔或者外科术后的残留气体），肠腔内的液气平面（肠梗阻），肝内或腹腔脓肿的气液平面（脓肿）。直立侧位对腹腔内肿块和腹膜后肿块的定位有一定的帮助。仰卧前后位可清晰地显示出扩张肠曲的分布、扩张的程度和肠壁间的距离。仰卧水平前后位适用于检查病情危重，不能站立又需了解有无腹腔游离气体或肠腔内液平面以及腹腔内有无积液的患者，肿瘤切除术后患者。仰卧水平侧位适用于危重不宜多翻动的患者，显示少量气腹及肠管气液平面、确定肿块位置等。

1. 直立前后位

①装有活动滤线器。②患者站立，背部紧贴探测器面板，双上肢自然下垂于身体两侧。③人体中心线与探测器中线重合。④摄片使用14 in×17 in，范围上含膈肌，下含耻骨联合上缘，左右含双侧壁的腹脂线、皮下脂肪层、腹膜外脂肪层等。⑤源-像距离100 cm。⑥深呼气后屏气摄片。

2. 直立侧位

①装有活动滤线器。②患者站立，侧位紧贴探测器面板，呈90°直角，双上肢举过头顶。③人体侧位中心线与探测器中线重合。④摄片范围上含膈肌，下含耻骨联合上缘，左右含腹壁及背部。⑤源–像距离100 cm。⑥深呼气后屏气摄片。

3. 仰卧前后位

①装有固定滤线器的片盒，减少散射线。②患者仰卧在检查床或病床上，背部紧贴探测器片盒，双上肢自然放于身体两侧。③人体中心线与片盒中线重合。④摄片范围上含膈肌，下含耻骨联合上缘，左右含双侧壁、腹脂线、皮下脂肪层、腹膜外脂肪层等。⑤源–像距离100 cm。⑥深呼气后屏气摄片。

4. 仰卧水平侧位

①装有固定滤线器的片盒，减少散射线。②患者侧卧在检查床或病床上，双手抱头，侧位紧贴探测器片盒。③人体侧位中心线与片盒中线重合。④摄片范围上含膈肌，下含耻骨联合上缘，左右含腹壁及背部。⑤源–像距离100 cm。⑥深呼气后屏气摄片。

（三）摄片要点

（1）腹部全部包括在摄片范围内，不能遗漏双侧横膈。

（2）摄片参数要根据患者体型进行适度修正。

a.正常体型：75 kV，40 mAs（立位）；80~85 kV，50 mAs（侧位）。

b.偏瘦体型：65~70 kV，35 mAs（立位）；70~75 kV，40~45 mAs（侧位）。

c.肥胖体型：80~90 kV，40 mAs（立位）；85~90 kV，50~55 mAs（侧位）。

（3）床旁腹部X线摄片原则：若患者无法按照严格规范体位进行摄片，则可以倾斜中心线，使体位尽可能规范。

（4）怀疑胃肠道穿孔需行立位片，卧位片显示不清。如患者确实无法立位摄片，则可行坐位或半卧位。

（5）胃肠道梗阻可行立位片或卧位片，明确液气平面位置、数目及肠管扩张情况。

（6）避免肠蠕动影响，减少图像失真，缩短曝光时间，使用高千伏电位。

（7）双侧横膈、骨盆、腹膜外脂肪线要显示清楚。

三、诊断要点

（1）复查摄片，需与患者既往腹部 X 线片对比。观察双侧横膈下有无游离气体、肠管积气量、有无液气平面等表现。

（2）双侧横膈下需重点观察，如存在游离气体，诊断穿孔时需要与外科术后积气相鉴别。复查观察游离气体量的变化。

（3）观察肠道气体的量和分布，左上象限见胃内气泡是正常的。

（4）钙化可见于正常组织内，也可见于肿瘤病灶内。在骨盆区域的钙化包括膀胱肿瘤钙化、子宫肌瘤钙化，以及较少见的卵巢畸胎瘤内的钙化，其内可能含有牙齿和毛发等钙化。

（5）结肠（升结肠、横结肠、降结肠）明显扩张并有液气平面，需要考虑低位梗阻，直肠或乙状结肠处梗阻（肿瘤性占位、乙状结肠扭转、术后狭窄等）可能性大。

（6）小肠区域内肠管明显扩张并有气液平面，需要鉴别空肠还是回肠，两者黏膜不一样，可行胃肠道造影进行明确诊断。

（7）左侧胃内气泡影有时需要和左侧横膈下游离气体相鉴别，改变体位（侧位、斜位）可协助诊断。

（8）如腹部X线内发现引流管（胆道/腹腔/胃肠道）、双J管、支架等医源性异物影像，需要结合临床病史，进行诊断。

食道、胃肠道 X线造影检查

消化道包括食管、胃、小肠及大肠，均是由软组织构成的自然腔道，缺乏自然对比，故普通X线检查效果不佳。造影检查能够显示消化道病变的形态及功能改变，同时也可反映消化道外某些病变的范围与性质，临床应用广泛。常用于诊断各种消化道疾患，如先天畸形、炎症、肿瘤等。

消化道造影分为普通硫酸钡造影、双重气钡造影及气钡灌肠造影三种。其中对比剂可分为阴性对比剂和阳性对比剂两种。阴性对比剂是指原子序数低、密度小的物质。应用于临床的有二氧化碳、氧气、空气。高密度（阳性）对比剂是指原子序数高、密度大的物质。常用的有钡剂和碘剂。临床上把食管、胃及十二指肠造影称为上消化道钡餐（以屈氏韧带为界），食管、胃至升结肠的钡餐造影称为全消化道钡餐。

一、食道X线造影检查

（一）适应证与禁忌证

1.适应证

临床怀疑食道肿瘤而常规检查未发现者；常规检查怀疑食道肿瘤而不能确诊者；明确食道肿瘤的大小、范围、形态；怀疑食道穿孔者。

2. 禁忌证

上消化道大出血；腐蚀性食管炎的急性期；怀疑食管破裂、食管-气管瘘，可用水溶性造影剂进行检查；患者体质虚弱，难以耐受检查者。

（二）检查方法

1. 检查前准备

如无禁忌证患者，检查前 5 分钟肌注盐酸消旋山莨菪碱（654-2）等低张药物；观察食管动力及功能性改变者不用。

2. 对比剂

根据检查目的和要求选择不同浓度的钡剂，怀疑吞咽困难者或者食道穿孔、破裂者应使用碘对比剂。

3. 操作方法

（1）服钡：大口吞钡，每次 30~50 mL，钡量 150~250 mL。

（2）摄片体位：右前斜位、左前斜位及前后位，包括黏膜相及充盈相，必要时采用连续动态摄影显示微小病灶。

（三）食管癌 X 线诊断要点

1. 早期食管癌 X 线表现

（1）平坦型：切线位可见管壁边缘欠规则，扩张性

略差或钡剂涂布不连续；黏膜粗糙呈细颗粒状或大颗粒网状提示癌性糜烂。病灶附近黏膜粗细不均扭曲或聚拢、中断。

（2）隆起型：病变呈不规则扁平隆起状，分叶或花边状边缘，表面呈颗粒状或结节状充盈缺损，可有溃疡形成。

（3）凹陷型：切线位示管壁边缘轻微不规则，正位像可为单个或数个不规则浅钡斑，其外围见多数小颗粒状隆起或黏膜皱襞集中现象。

2. 中晚期食管癌 X 线表现

（1）髓质型：范围较长的不规则充盈缺损，伴有表面大小不等的龛影，管腔变窄，病灶上下缘与正常食管分界欠清晰，呈移行性，病变处的软组织致密影形成。

（2）蕈伞型：管腔内偏心性的菜花状或蘑菇状充盈缺损，边缘锐利，有小溃疡形成为其特征。与正常食管分界清晰，近端食管轻或中度扩张。

（3）溃疡型：较大不规则的长形龛影，其长径与食管的纵轴一致，龛影位于食管轮廓内，管腔有轻或中度狭窄。

（4）硬化型：管腔呈环状狭窄，范围较局限，3~5 cm，

边界较光整，与正常区域分界清楚，钡餐通过受阻，其上方食管扩张。

中晚期食管癌各型病变均可发展为混合型，食管癌术后可并发食管纵隔瘘、食管胸膜瘘及食管气管瘘，应尽可能行碘水造影检查以明确诊断。

二、胃X线造影检查

（一）适应证与禁忌证

1.适应证

胃钡剂造影检查发现可疑病变而难以定性者，临床怀疑有肿瘤而钡剂检查又无阳性发现者，胃镜检查发现早期肿瘤病变者。

2.禁忌证

胃肠道穿孔，急性胃肠道出血，一般于出血停止后两周，大便隐血实验阴性后方可进行。肠梗阻，对于轻度单纯性小肠梗阻和高位梗阻，为明确原因可酌情进行。患者体质衰弱，难以接受检查者，一般不宜检查。低张药物使用禁忌者。

（二）胃双重对比造影检查方法

胃双重对比造影是目前广泛采用的胃肠道造影检查方法。口服大量钡剂后，胃腔内充以大量的气体形成对

比分明的影像。由于胃腔扩张，黏膜皱襞平整，可显示胃壁的细微结构，对早期胃癌、糜烂性胃炎、细小溃疡等有特殊的诊断价值。

1. 检查前准备

禁食6~12小时。空腹胃潴留液较多时应先行胃管减压抽出。检查前5分钟无禁忌证者肌内注射654-2，剂量10~20 mg。

2. 对比剂

气、钡双重对比剂。

3. 操作方法

使用专制产气粉快速吞服，口服第一口钡剂，观察食管下段及贲门进入胃内是否自然，贲门口扩张和收缩功能是否正常；再次口服大量钡剂，让患者取卧位不断翻转4~5次，使钡剂充分且均匀涂抹于胃壁上，以摄取各种体位的照片。

4. 常规摄片

一般包括三种基本体位的照片：①俯卧位片，主要显示胃体部、窦部前壁黏膜相。②仰卧位和仰卧左、右斜位片，可显示胃体中下部、角部、窦部和幽门前区的双重对比相，该位置一般需要再服100~150 mL钡剂，

重复再翻转后摄片，随后让患者再俯卧位摄充盈相；立位或者半立位时，采用右前斜位；侧位摄片有利于显示胃体上部、贲门部的双重对比相。摄取贲门区照片时，再口服钡剂一口，在钡剂通过贲门的瞬间摄片。③立位或者半立位片，用适当加压法摄取胃体下部和胃窦部的黏膜相，对显示凹陷型病变很有用。在检查中动作要快而且轻柔，避免钡剂进入十二指肠与胃影重叠，影响图像质量，对每个患者应因病而异，尽量减少摄片量，以达到诊断目的为原则。

（三）胃癌X线诊断要点

1.早期胃癌X线诊断

早期胃癌多见于底部与胃体部，尤以小弯侧最多，其他部位较少。临床症状轻微，多与胃炎类似，亦可无任何自觉症状。胃双重对比造影可显示黏膜面的微细结构而对早期胃癌的诊断具有重要价值。

（1）隆起型（Ⅰ型）：肿瘤呈类圆形突向胃腔，高度不超过5 mm，境界锐利、基底宽、表面粗糙。双对比剂法及加压法显示为大小不等、不规则的充盈缺损，境界锐利清楚。

（2）浅表型（Ⅱ型）：肿瘤表浅、平坦，沿黏膜及

黏膜下层生长，形状不规则，多数病变边界清楚，少数病变边界不清楚，其中的三个亚型隆起与凹陷均不超过5 mm。在良好的双对比剂及加压的影像，显示出胃小区与胃小沟破坏呈不规则颗粒状杂乱影，有轻微的凹陷与僵直，多数病灶界限清楚。

（3）凹陷型（Ⅲ型）：肿瘤形成明显凹陷，深度超过5 mm，形状不规则。双对比剂法及加压法，形态不整、边界明显的龛影，其周边的黏膜皱襞可出现截断杆状或融合等，较难与溃疡的龛影区别。

值得注意的是，早期胃癌的诊断需要密切结合内镜与活检结果方能明确。

2.进展期胃癌X线诊断

（1）胃癌X线造影的主要征象：①充盈缺损：形状不规则，多见于Ⅰ型胃癌。②胃腔狭窄：主要由浸润型癌引起，也可见于蕈伞型癌。③龛影形成：多见于溃疡型癌，龛影形状不规则，多呈半月形，外缘平直，内缘不整齐而有多个尖角；龛影位于胃轮廓内；龛影周围绕以宽窄不等的透明带，即环堤，轮廓不规则而锐利，常见结节状或指压迹状充盈缺损；以上表现称为"半月综合征"。④黏膜皱襞破坏、消失、中断：黏膜下肿瘤浸

润常使皱襞异常粗大、僵直或团状和结节状，形态固定不变。⑤肿瘤区胃壁僵硬、蠕动消失。

（2）不同部位胃癌的 X 线造影表现：因其部位不同，除具有上述胃癌的共同表现外，尚有各自的一些特点。①贲门胃底癌：胃底贲门区软组织肿块，呈结节状、分叶状或半球形充盈缺损，食管下段管腔变窄，边缘多不规则可呈虫蚀样，黏膜破坏不连续，透视下可见因肿块阻挡而形成的钡剂分流或转向、喷射现象。胃壁僵硬而致胃腔不能扩张，黏膜粗糙或中断。②胃体癌：胃体区充盈缺损，呈圆形、类圆形或分叶状，边界清楚，表面欠光整，胃壁僵硬，黏膜破坏不连续。③胃窦癌：胃体区不规则狭窄，多呈漏斗状，严重者呈长条形或线形，狭窄近端与正常胃交界处分明，可出现"肩胛征"或"袖口征"。可见不规则腔内龛影，黏膜破坏，胃壁僵硬，蠕动消失，钡剂排空受阻。④全胃癌：整个胃腔狭窄，胃壁增厚，僵硬如皮革，可伴不规则腔内龛影，与正常黏膜界限消失，蠕动消失，充气不张。

三、小肠 X 线造影检查

（一）适应证

小肠包括十二指肠、空肠和回肠。十二指肠属上消

化道检查范围，小肠检查主要指空肠和回肠。小肠疾病比较少见，病种不多。胃肠道出血怀疑来自小肠者，不明原因的腹痛、腹胀、腹泻及怀疑有小肠炎症和肿瘤者，须进行小肠X线检查。常规行腹部透视，观察有无胆结石、肾结石、钙化影，了解肠内积气和积液情况，有无气腹。

（二）口服小肠造影检查方法

1. 一次服钡法

将混悬液200~300 mL一次服下，先常规检查胃、十二指肠，后每隔15分钟检查1次小肠，1小时后每隔30分钟检查一次，直至钡头达盲肠为止（如服钡后6、8、12、24小时各检查一次，同时观察大肠，又称全胃肠道造影）。

2. 多次服钡法

将200~300 mL混悬液，分3~4次服下，每次间隔15~30分钟。在最后一次服完后，检查胃和十二指肠，同时可以观察全部小肠，一次检查即可完毕。缺点是不能观察小肠的运动功能。

3. 加大服钡量法

将400~500 mL混悬液，一次全服下。这样可促使

胃幽门不断开放，小肠充盈连线，通过加快吞服，缩短检查时间，对疑有小肠狭窄和肠粘连的患者效果较好。

4.加服促排药法

服混悬液检查完胃和十二指肠后，再服胃肠促排药，增强胃肠的蠕动。如服胃复安25 mg（5片），或让患者取右侧卧位，加服200 mL冰生理盐水或糖水，可加快钡剂通过速度达到缩短检查时间的目的。缺点是影响功能的观察，有时可引起小肠痉挛。检查中应注意小肠的动力和排空时间，疑有病变，随时点片。最后拍摄全腹片。

（三）小肠X线造影诊断要点

小肠造影应用于小肠肿瘤诊断的价值有限，主要反映小肠肠腔内影像学表现，通常为肠道黏膜中断、破坏，管腔狭窄、僵硬或者梗阻以及不规则充盈缺损。

四、结肠X线造影检查

（一）适应证与禁忌证

1.适应证

怀疑有结肠息肉或肿瘤者，慢性溃疡性结肠炎或肉芽肿性结肠炎者，鉴别肠管局限性狭窄的性质，结肠高度过敏或肛门失禁的患者。

2. 禁忌证

结肠穿孔或坏死，急性溃疡性结肠炎。

（二）结肠低张双重对比造影检查方法

结肠低张双重对比造影是应用低张药后向结肠内灌入钡剂并注入足量的气体，使肠腔充气扩张形成双重对比的方法。本法可以明显提高结肠内细微病变的显示率，目前应用广泛。

1. 检查前准备

检查前3日内进无渣、无纤维、无脂肪食物。检查前1日下午2、4、6、10点钟各饮温开水500 mL。检查前晚8时服50%硫酸镁80 mL，若患者多次腹泻可不再做清洁灌肠，若腹泻不多，则应清洁灌肠。检查当日晨空腹。结肠双重造影成败与肠道清洁关系很大，清肠方法可不同，但均应以肠道清洁为原则。检查前5分钟无禁忌证者肌内注射654-2，剂量10~20 mg。

2. 对比剂

双重对比造影用硫酸钡混悬液，浓度60%~120%，用量取决于结肠的长短，成人一般100~250 mL。

3. 操作步骤

患者取俯卧头低位或左侧卧位，经肛门插入带有气

X 线检查

第四章 食道、胃肠道 X 线造影检查

囊的双腔导管，在透视下向结肠内注入钡剂。随时根据结肠的解剖位置调整体位，便于钡剂流入。待钡剂到达横结肠中段时，即停止注钡。换上注气囊，经导管向肠腔内注气，驱使钡剂向前推进至结肠肝曲、升结肠而达盲肠。若钡剂未达盲肠，可嘱患者深呼吸或用手按压腹部，促使钡剂充盈全部结肠。注气量一般为800~1000 mL，以使结肠均匀扩张（降结肠扩张达6 cm左右为适度）。随即让患者翻转体位4~5次，使钡剂均匀涂布于肠壁上，形成双重对比。

4.摄片位置

在透视下观察双重对比造影效果，采取分段摄片。一般在俯卧头低位倾斜20°~30°，显示直肠、部分乙状结肠、盲肠、升结肠、降结肠的下段比较清楚；仰卧位显示横结肠和部分乙状结肠清楚；仰卧足侧向下倾斜60°~90°显示升、降结肠上段有利；右前斜位可将结肠肝曲展开；左前斜位易将结肠脾曲展开。可根据临床要求和病变的具体情况分别摄片。

（三）结肠癌X线诊断要点

1.增生型

腔内出现不规则的充盈缺损，轮廓不整，病变只发

生于肠壁的一侧，表面黏膜皱襞破坏中断或消失，局部肠壁僵硬平直、结肠袋消失，肿瘤较大时可使钡剂通过困难，病变区可触及肿块。

2. 浸润型

病变区肠管狭窄，常累及一小段肠管，狭窄可偏于一侧或形成向心性狭窄，其轮廓可光滑整齐，也可呈不规则状，肠壁僵硬，黏膜破坏消失，病变区界限清晰，本型常可引起梗阻，甚至钡剂止于肿瘤的下界而完全不能通过，病变区亦可触及肿块。

3. 溃疡型

肠腔内较大的龛影，形状多不规则，边界多不整齐，具有一些尖角，龛影周围有不同程度的充盈缺损与狭窄，肠壁僵硬，结肠袋消失。

第五章

骨X线检查

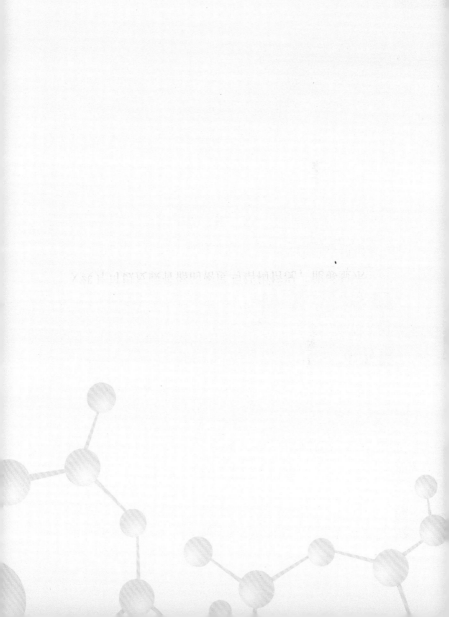

骨肿瘤占全身肿瘤的1%~2%，但病种多样且复杂，因此早发现、早诊断对提高患者生存期有重要意义。随着CT、MRI的广泛应用，常规X线检查的作用越来越被忽视。实际上，发现骨肿瘤最有效的方法依然是X线检查。X线片不仅可以呈现出骨的形成、骨的破坏，还能鉴别骨膜及骨周围组织的多种病理变化。骨组织密度高，与周围软组织有良好的自然对比度，而且X线检查价格低廉，成像速度快，照射剂量小，空间分辨率高，对骨相关疾病的诊断有得天独厚的优势。

X线片可以反映骨骼的密度与结构情况，能够显示骨肿瘤的形态，有无骨质破坏、骨膜反应以及与周围组织的关系等，对于骨皮质破坏灶较易检出，但对骨髓早期的异常改变诊断价值非常有限，只有当病灶部位脱钙量达30%~50%、骨小梁破坏程度>50%，且病灶直径>1.5 cm时，X线检查才出现阳性结果，故X线检查检出骨转移瘤的敏感性较低。除此之外，对于解剖结构复杂，或者不规则骨及小关节的显示，X线片不如CT及MRI。

一、骨 X 线诊断常见适应证及禁忌证

（一）适应证

（1）常规体检。

（2）了解病变的位置、大小、形态以及和邻近组织的关系。

（3）判断骨龄，了解骨骼的生长发育情况。

（4）指导骨折和脱位的整复、牵引固定及其他治疗措施。

（5）用于疾病的鉴别诊断。

（6）术中定位。

（二）禁忌证

主要是相对禁忌证：孕妇（含备孕期女性）等不适宜人群。

二、检查前准备

骨 X 线检查患者一般不需要特殊准备。

三、骨常规 X 线检查方法

（一）透视

一般用于观察肋骨的外伤及四肢骨折复位和异物定位等。

（二）摄片

骨的X线摄片一般不受呼吸运动影响，因此不需屏气曝光。长骨摄片至少包括一个邻近关节，并使正侧位显示在同一水平面，进行骨病摄片时，适当加大照射野，尽量包括病变所累及的范围。尽量缩小照射野，照射面积不应超过探测器面积，在不影响获得诊断信息的前提下，一般采用高电压、低电流、厚过滤，可减少X线辐射剂量，进行骨盆和腰椎摄片时，应做好肠道清洁。依摄片部位和检查目的摆好相应体位，尽量减少受检者的痛苦。中心线对准摄片部位的中心。做好X线防护，特别是性腺的辐射防护，根据摄片部位的位置、体厚、生理和病理情况以及机器条件，选择焦点、电压、电流、时间和距离等摄影条件，最后根据临床要求，利用数字摄影后处理软件，对所摄图像进行处理，突出显示某些解剖结构。

四、骨基本病变的X线诊断要点

（一）骨质疏松

指单位体积内正常钙化的骨组织减少，但单位重量骨内钙盐含量正常，X线表现为骨的透亮性增强、骨密度降低、骨皮质变薄。

（二）骨质软化

指单位体积骨组织内矿物质含量减少，单位重量骨内钙盐含量亦减少，X线表现与骨质疏松有许多相似之处，如骨密度降低、骨小梁模糊、骨皮质变薄。此外，骨压缩变形、假性骨折线（亦称"Looser带"）的出现是其特征表现。

（三）骨质增生

亦称骨质硬化，指单位体积内骨盐增多，X线表现为骨的密度增高、骨皮质变厚、骨小梁增粗、髓腔变窄甚至消失。

（四）骨质破坏

原有骨组织被炎症、肿瘤、肉芽组织取代而消失，称为骨质破坏。X线表现为骨小梁中断、消失，出现局限性密度减低区。良性骨肿瘤或肿瘤样病变边界清楚，恶性骨肿瘤或急性骨髓炎则表现为斑片状或溶骨性骨质破坏，呈弥漫浸润性，边缘模糊，界限不清。

（五）骨质坏死

骨的一部分失去血供而发生的病理性改变。骨坏死发生1~2个月后，X线检查才有阳性表现，初期可见骨密度相对增高，中期死骨区表现骨质疏松及囊状破坏，

晚期发生骨质破坏。

（六）骨膜反应

骨膜受刺激后骨膜增生，形成骨膜新生骨，称为骨膜反应，X线表现多种多样，可见单层、多层、葱皮样、日光放射样骨膜反应。

（七）骨或软骨内钙化和骨化

X线表现为局限性颗粒状、斑片状或无结构的致密影。

五、常见骨肿瘤好发部位骨X线检查要点

（一）尺桡骨

好发病变：骨软骨瘤、动脉瘤样骨囊肿、骨巨细胞瘤等。

1. 前后位

（1）位置：患者面对摄影台正坐，前臂伸直，手掌向上，背面紧靠探测器，前臂长轴须与探测器长轴平行。探测器上缘包括肘关节，下缘包括腕关节。

（2）中心线：对准前臂中点，与探测器垂直。

（3）显示部位：显示尺骨和桡骨的前后位影像。

（4）摄片参数：50~55 kV；5~10 mAs；源–像距离：100 cm。

2. 侧位

（1）位置：患者在摄影台边侧坐，肘部弯曲。前臂摆成侧位，尺侧紧靠探测器，桡侧向上。肩关节放低，尽量与腕和肘关节相平。探测器上缘包括肘关节，下缘包括腕关节。

（2）中心线：对准前臂中点，与探测器垂直。

（3）显示部位：显示尺桡骨侧位影像。尺桡骨下1/3互相重叠，桡骨头与尺骨喙突也有重叠现象。

（4）摄片参数：50~55 kV；5~10 mAs；源–像距离：100 cm。

（二）肱骨

好发病变：软骨肉瘤、骨囊肿、骨软骨瘤、骨巨细胞瘤等。

1. 前后位

（1）位置：患者仰卧摄影台上，手臂伸直，手掌向上。对侧肩部用沙袋垫高，使被检一侧上臂紧靠探测器。探测器上缘包括肩关节，下缘包括肘关节。如病变局限于一端，可包括邻近一侧的关节。探测器长轴须与肱骨平行，前臂处放一沙袋固定。

（2）中心线：对准肱骨中点，垂直射入探测器

中心。

（3）显示部位：显示肱骨前后位影像。

（4）摄片参数：50~55 kV；5~10 mAs；源-像距离：100 cm。

2. 侧位

（1）位置：患者仰卧摄影台上，对侧肩部用沙袋垫高，被检一侧上臂紧靠探测器。手臂与躯干分开，肘关节弯曲，前臂内转，使肱骨内外上髁相互重叠，成侧位姿势。探测器上缘包括肩关节，下缘包括肘关节。如病变局限于一端，可包括邻近一侧的关节，探测器长轴须与肱骨平行。

（2）中心线：对准肱骨中点，垂直射入探测器中心。

（3）显示部位：显示肱骨侧位影像。

（4）摄片参数：50~55 kV；5~10 mAs；源-像距离：100 cm。

（三）胫腓骨

好发病变：骨样骨瘤、骨软骨瘤、非骨化性纤维瘤、软骨母细胞瘤、骨肉瘤、骨巨细胞瘤等。

1. 前后位

（1）位置：患者仰卧或坐于摄影台上，下肢伸直，摆成前后位。探测器上缘包括膝关节，下缘包括踝关节。如病变局限于一端者，可包括邻近一侧关节，使小腿长轴与探测器中线平行。

（2）中心线：对准小腿中点，垂直射入探测器中心。

（3）显示部位：显示胫骨、腓骨和邻近关节的前后位影像。

（4）摄片参数：50~55 kV；5~10 mAs；源-像距离：100 cm。

2. 侧位

（1）位置：患者仰卧于摄影台上，被检一侧靠近台面，对侧髋和膝部向前上方弯曲。被检一侧下肢伸直，小腿外缘紧靠探测器。探测器上缘包括膝关节，下缘包括踝关节。如病变局限于一端，可仅包括邻近一侧关节。小腿长轴与探测器长轴中线平行，足跟稍垫高。

（2）中心线：对准小腿中点，垂直射入探测器中心。

（3）显示部位：此位置显示胫骨、腓骨和邻近关节

的侧位影像。

（4）摄片参数：50~55 kV；5~10 mAs；源-像距离：100 cm。

（四）股骨

好发病变：骨样骨瘤、内生性软骨瘤、骨巨细胞瘤、软骨母细胞瘤、骨肉瘤、软骨肉瘤、尤文肉瘤、骨纤维瘤、骨囊肿、动脉瘤样骨囊肿等。

1. 前后位

（1）位置：受检者仰卧于摄影台上，下肢伸直足稍内旋，使两足趾内旋接触；股骨长轴与探测器中线一致；照射野和探测器上缘包括髋关节，下缘包括膝关节。

（2）中心线：中心线对准股骨中点，垂直射入探测器中心。

（3）显示部位：显示股骨、髋关节或膝关节的前后位影像。

（4）摄片参数：55~60 kV；10~15 mAs；源-像距离：100 cm。

2. 侧位

（1）位置：受检者侧卧于摄影台上，被检一侧贴近

台面；被检一侧下肢伸直，膝关节稍弯曲，探测器置于股骨外侧缘的下方，股骨长轴与探测器长轴一致；照射野和探测器上缘包括髋关节，下缘包括膝关节。

（2）中心线：中心线对准股骨中点，垂直射入探测器中心。

（3）显示部位：显示股骨下2/3和膝关节侧位影像。

（4）摄片参数：55~60 kV；10~15 mAs；源-像距离：100 cm。

（五）骨盆

好发病变：软骨肉瘤、尤文肉瘤等（一般仅拍摄前后位）。

（1）位置：患者仰卧于摄影台上，身体正中面对台面中线。两下肢伸直，或将膝关节稍弯曲。双足轻度内旋（10°~15°），两足趾并拢，两侧髂前上棘至台面的距离相等。两侧髂前上棘连线中点下方3 cm处放于探测器中心，探测器上缘包括髂骨嵴，下缘包括耻骨联合。

（2）中心线：中心线对准两髂前上棘连线中点下方3 cm处，垂直射入探测器中心。

（3）显示部位：显示全部骨盆腔、髂骨、耻骨、坐骨、髋关节和股骨上端的前后位影像。

（4）摄片参数：75~80 kV；40~50 mAs；源－像距离：100 cm。

（六）手

好发病变：内生软骨瘤、骨巨细胞瘤、骨肉瘤等。

1. 手掌后前位

（1）位置：患者侧坐于摄影台一端，屈肘约90°，掌心向下，五指分开贴于摄影台面。

（2）中心线：中心线对准第3掌骨头，垂直射入探测器中心。

（3）显示部位：手掌全部。

（4）摄影参数：45~50 kV；5~10 mAs；源－像距离：100 cm。

2. 手掌下斜位

（1）位置：患者侧坐于摄影台一端，屈肘约90°，掌心向下，五指分开稍弯曲，手指内旋，掌心与暗盒约成45°，指尖碰触摄影台。

（2）中心线：中心线对准第5掌骨头，垂直射入探测器中心。

（3）显示部位：手掌全部。

（4）摄影参数：45~50 kV；5~10 mAs；源－像距离：

100 cm。

（七）足

好发病变：内生软骨瘤、骨巨细胞瘤等。

1. 足前后正位

（1）位置：患者仰卧或坐于摄影台，受检一侧膝关节弯曲，足底贴于摄影台，第3跖骨基底部放于探测器中心，探测器与足部长轴一致。

（2）中心线：中心线对准第3跖骨基底部，垂直或向足跟侧倾斜15°，射入探测器中心。

（3）显示部位：上缘包括足趾，下缘包括足跟。

（4）摄影参数：45~50 kV；5~10 mAs；源-像距离：100 cm。

2. 足内斜位

（1）位置：患者仰卧或坐于摄影台，受检一侧膝关节弯曲，足底贴于摄影台，第3跖骨基底部放于探测器中心，将躯干和受检一侧下肢向内倾斜，足底与摄影台面成30°~50°。

（2）中心线：中心线对准第3跖骨基底部，垂直射入探测器中心。

（3）显示部位：前缘包括足趾，后缘包括足跟。

（4）摄影参数：45~50 kV；5~10 mAs；源-像距离：100 cm。

（八）颈椎

好发病变：骨样骨瘤、骨软骨瘤、血管瘤、多发性骨髓瘤等。

1. 颈椎前后位

（1）位置：患者站立于摄影架前，颈背部靠近探测器，人体正中矢状面垂直探测器，头稍后仰，使上颌门齿咬合面至乳突尖的连线垂直于探测器。

（2）中心线：中心线对准甲状软骨下方，向头侧倾斜10°~15°，射入探测器。

（3）显示部位：包括所有颈椎的上下缘。

（4）摄影参数：50~55 kV；15~20 mAs；源-像距离：100 cm。

2. 颈椎侧位

（1）位置：患者侧立于摄影架前，双肩尽量下垂，外耳孔与肩峰连线位于暗盒中心，头部后仰，下颌前伸，头颈部正中矢状面平行于摄影架面板，上颌门齿咬合面与乳突尖端连线和水平面平行。

（2）中心线：中心线经甲状软骨平面颈部的中心，

水平方向垂直射入探测器中心。

（3）显示部位：上缘包括外耳孔，下缘包括肩峰，1—7颈椎显示于照片正中。

（4）摄影参数：70~75 kV；20~30 mAs；源–像距离：100 cm。

（九）胸椎

好发病变：骨样骨瘤、骨软骨瘤、血管瘤、多发性骨髓瘤等。

1.胸椎正位

（1）位置：患者仰卧于摄影床上，头稍后仰，双臂放于身体两侧，身体正中矢状面垂直于床面并与探测器中心线重合，下肢屈髋屈膝使两足平踏床面。

（2）中心线：中心线对准胸骨角与剑突连线中点射入。

（3）显示部位：上缘包括第7颈椎，下缘包括第1腰椎。

（4）摄影参数：70~75 kV；30~40 mAs；源–像距离：100 cm。

2.胸椎侧位

（1）位置：患者侧卧于摄影床上，脊柱长轴与床面

长轴平行，两臂上举屈曲，头枕于近床面手臂上，双侧髋部和膝部屈曲以支撑身体，身体正中冠状面垂直于床面，脊柱置于探测器中心。

（2）中心线：中心线对准第6或第7胸椎垂直射入。

（3）显示部位：上缘包括第7颈椎，下缘包括第1腰椎。

（4）摄影参数：70~75 kV；40~50 mAs；源－像距离：100 cm。

（十）腰椎

好发病变：骨样骨瘤、骨软骨瘤、血管瘤、多发性骨髓瘤等。

1. 腰椎前后位

（1）位置：患者仰卧于摄影台上，人体正中矢状面垂直台面，并与台面中线重合，双上肢放于身体两侧或上举抱头，双侧髋部和膝部屈曲。

（2）中心线：中心线对准脐上3 cm处，垂直第三腰椎射入探测器。

（3）显示部位：上缘包括第12胸椎，下缘包括第1骶椎。

（4）摄影参数：70~75 kV；30~40 mAs；源－像距

离：100 cm。

2. 腰椎侧位

（1）位置：患者侧卧于摄影台上，双臂自然上举抱头，双下肢屈曲，膝部上移，腰部用棉垫垫平，使腰椎序列平行于台面，并置于台面中线。

（2）中心线：中心线对准第 3 腰椎与探测器垂直。

（3）显示部位：上缘包括第 11 胸椎，下缘包括上部骶椎。

（4）摄影参数：75~80 kV；45~50 mAs；源-像距离：100 cm。

（十一）肩关节

肩部疼痛、创伤、骨折、关节炎、肩袖损伤等。

1. 前后位

（1）位置：患者仰卧于摄影台上，被检一侧肩胛骨喙突置于台面正中线上。被检者上肢向下伸直，掌心向上。对侧躯干稍垫高，使被检者肩部紧贴台面。照射野和探测器上缘超出肩部，外缘包括肩部软组织。

（2）中心线：对准喙突垂直射入探测器中心。

（3）显示部位：照片包括肩关节诸骨，其关节位于照片正中或稍偏外显示。肩关节盂前后重合，呈切线位

显示，不与肱骨头重叠，关节间隙显示清晰明了。肱骨小结位于肱骨头外 1/3 处显示。肱骨头、肩峰及锁骨纹理显示清楚，周围软组织层次可辨。

（4）摄片参数：50~55 kV；5~10 mAs；源－像距离：100 cm。

2. 穿胸侧位

（1）位置：受检者立于摄影架前，被检一侧上臂外缘紧贴摄影架面板。受检者上肢及肩部尽量下垂，掌心下垂，对侧上肢高举抱头。被检一侧肱骨外科颈对准暗盒中心。照射野和探测器上缘超过肩部，下缘包括肱骨上中段。

（2）中心线：中心线水平方向通过对侧腋下，经被检一侧上臂的上 1/3 处，垂直射入探测器中心。

（3）显示部位：为肱骨近端侧位像，投影于胸骨与胸椎之间，有肺纹理与肋骨影像与其重叠。图像包括肩部和肱骨中上端，显示被检一侧肩关节骨质、关节面及周围软组织，肱骨长轴平行于检测器长轴。

（4）摄片参数：50~55 kV；5~10 mAs；源－像距离：100 cm。

（十二）肘关节

肘痛、肿胀、松弛感、骨折、脱位、关节炎等。

1. 前后位

（1）位置：受检者面向摄影台一端就座，前臂伸直，掌心向上，尺骨鹰嘴突置于探测器中心。照射野和探测器上缘包括肱骨下段，下缘包括尺桡骨上段。

（2）中心线：对准肘关节（肘横纹中点）垂直射入探测器中心。

（3）显示部位：图像包括肱骨远端及尺桡骨近端，其关节间隙显示在图像正中。肘关节面呈切线位显示，明确锐利。鹰嘴窝位于肱骨内外髁正中稍偏尺侧。肘关节诸骨纹理和周围软组织清晰可见。

（4）摄片参数：50~55 kV；5~10 mAs；源-像距离：100 cm。

2. 侧位

（1）位置：受检者面向摄影台一端侧坐，屈肘成90°~120°角，肘关节内侧紧贴摄影台面。手掌心面对受检者，拇指在上，尺侧朝下，成侧位姿势。肩部下移，尽量接近肘部高度。照射野和探测器上缘包括肱骨下段，下缘包括尺桡骨上段。

（2）中心线：对准肘关节间隙，垂直射入探测器中心。

（3）显示部位：肱骨远端与尺桡骨近端呈90°~120°角。尺骨与肱骨的间隙显示明确、锐利。肱骨外踝重叠，呈圆形投影。肘关节诸骨纹理清晰，周围软组织层次分明。

（4）摄片参数：50~55 kV；5~10 mAs；源–像距离：100 cm。

（十三）膝关节

膝痛、肿胀、松弛感、骨折、脱位、关节炎、半月板损伤等。

1. 前后位

（1）位置：受检者仰卧或坐于摄影台上，下肢伸直，髌骨下缘对探测器中心。小腿长轴与探测器长轴一致。照射野和探测器上缘包括股骨下段，下缘包括胫腓骨上段。

（2）中心线：对准髌骨下缘，垂直射入探测器中心。

（3）显示部位：图像包括股骨内外髁及腓骨小头，其关节面位于图像正中。腓骨小头与胫骨仅有少量重

叠。膝关节诸骨纹理清晰可见，周围软组织层次可见。膝关节完整显示于图像正中，与图像长轴平行排列。

（4）摄片参数：55~60 kV；10~15 mAs；源-像距离：100 cm。

2.侧位

（1）位置：受检者侧卧于摄影台上，被检一侧膝部外侧靠近台面。被检一侧膝关节屈曲成120°~135°角。髌骨下缘置于探测器中心，髌骨面与暗盒垂直。照射野和探测器上缘包括股骨下段，下缘包括胫腓骨上段。

（2）中心线：对准胫骨上端，垂直射入探测器中心。

（3）显示部位：膝关节间隙位于照片正中，股骨内外髁重叠良好。髌骨呈侧位显示，其与髌骨间隙分离明确，关节面边界锐利，无双边。股骨与胫骨平台重叠极小。膝关节诸骨纹理清晰可见，周围软组织可以辨认。

（4）摄片参数：55~60 kV；10~15 mAs；源-像距离：100 cm。

六、骨肿瘤常见X线诊断要点

良性骨肿瘤的X线表现一般为膨胀性生长，界限清晰，骨皮质变薄，通常无骨膜反应；恶性骨肿瘤的X线

表现一般为浸润性生长，界限不清，骨质破坏区形态不规则，骨膜反应明显，可有瘤骨形成。

实性或单层骨膜反应为非侵袭性表现，提示病灶生长缓慢，骨膜可分隔病变。多层或"洋葱皮"样骨膜反应提示中度侵袭性病变，提示病灶时而生长，时而停止，或骨膜试图分隔病灶但未能分隔成功。单层或多层骨膜反应中断提示侵袭性病灶已破坏骨膜。刺状、毛发矗立状或日光照射状骨膜反应高度提示恶性侵袭性病变。Codman 三角多与骨肉瘤有关，但是也可为其他良恶性病变。

肿瘤可呈溶骨性、硬化性或混合性密度，比如，单纯性骨囊肿和骨巨细胞瘤为溶骨性，骨岛为硬化性，造釉细胞瘤多为混合性。有时，骨质结构破坏会在溶骨性病灶内形成死骨。有时，骨小梁的类型可为诊断病变的重要线索。如动脉瘤样骨囊肿和促结缔组织增生性纤维瘤可为"蜂房样"表现，而 Paget 病可有粗大的骨小梁。血管瘤在长骨内可呈日光放射状或轮辐状表现，而在椎体内则呈"灯芯绒样"的垂直、粗大的骨小梁外观。逗点样、羊毛样、点状、弓形或环形的钙化多表示病变来源于软骨，常为内生软骨瘤、软骨肉瘤或软骨母细胞

瘤。成骨性肿瘤可有绒毛样、无定型或云絮样表现。

原发骨肿瘤多为单发性，而其他病变可多发，多发硬化性病灶可为转移瘤或骨斑点症，有软组织浸润的骨肿瘤常为恶性肿瘤，肿瘤通过破坏骨皮质蔓延至邻近软组织，平片上可见邻近脂肪层受推移。

乳腺X线检查

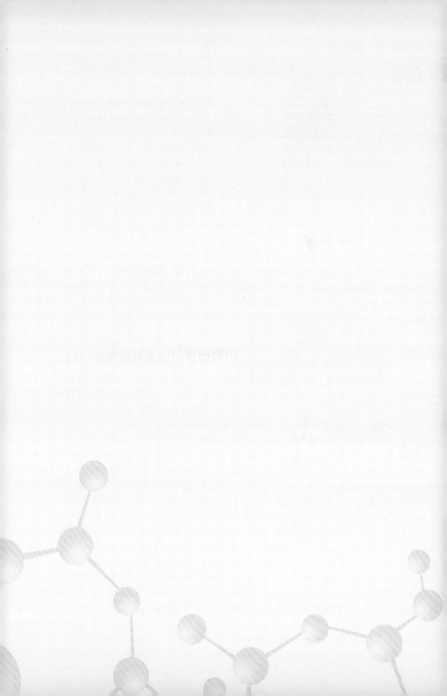

一、数字化乳腺X线摄影（digital mammography，DM）

（一）DM检查

1.适应证

（1）无症状者筛查。

（2）筛查发现可疑病灶的召回。

（3）临床发现异常的评估，如触诊发现乳腺肿块、乳头溢液、乳头凹陷、局部皮肤改变等。

（4）可能良性病灶的随访。

（5）乳腺癌保乳治疗后的随访。

（6）DM引导下活检。

2.检查方法

（1）投照前准备：拍摄前，耐心与患者沟通，详细说明检查目的、过程、可能造成的不适和其他潜在风险，取得患者配合。

（2）常规投照体位：正确摆位是获得高质量乳腺X线片的前提和基础。乳腺X线摄影常规体位为双侧头尾位（craniocaudal，CC）和内外斜位（mediolateral oblique，MLO）。CC位摄影要求乳腺位于图像中央，乳头位于切线位，图像深部可显示部分胸大肌。高质量

MLO位摄影可显示绝大部分乳腺组织，乳头位于切线位，图像深部需显示部分胸大肌，胸大肌下缘达乳头水平；图像下缘可显示部分上腹壁，但需与乳腺下部分开。

（3）补充投照体位：如果常规投照体位乳腺实质显示欠佳或未包全，可根据具体情况选择补充投照体位：内侧头尾位（medial craniocaudal，MCC）、外侧头尾位（lateral craniocaudal，LCC）、外内侧位（lateromedial，LM）、内外侧位（mediolateral，ML）及乳沟位（cleavage view，CV）等。

此外，也可以采用局部加压摄影、放大摄影和局部加压放大摄影技术，对常规体位已显示出的异常病变进一步成像，使病灶显示更清晰，以便做出准确评估。

（二）DM诊断要点

1.乳腺纤维腺体构成

（1）脂肪型（a型）：病灶检出敏感性高。

（2）纤维腺体散在分布型（b型）：乳腺内可见少量的致密纤维腺体。

（3）不均匀致密型（c型）：乳腺内含中等量的致密纤维腺体，乳腺常表现为局部以致密纤维腺体为主，局

部以脂肪密度为主，影像报告中需要指出致密组织的具体部位。在该型乳腺中，较小的非钙化病灶可能被遮蔽。

（4）致密型（d型）：病灶检出敏感性最低。

2. 主要征象

（1）肿块：肿块有三维立体占位效应，边缘向外膨出，中央密度大于外周，且在相互垂直或近似垂直的两个投照体位上均可以看到。如果仅在一个投照体位上看到，则应该归为不对称。乳腺X线上显示的肿块与临床触诊情况可能出现不一致的情况。部分在临床上可以扪及的肿块，由于乳腺腺体遮蔽等原因，在乳腺X线片上不能显示；部分肿块边缘浸润或者水肿时，临床扪及肿块范围大于乳腺X线显示肿块范围；还有一些在乳腺X线上显示的肿块在临床中无法触及（可能因为肿块较小、质软或并非真的肿块而是由腺体重叠所致）。

乳腺X线摄影上，肿块需要从形状、边缘、密度和大小四个方面进行分析描述。其中，肿块边缘对判断肿块性质尤为重要。

1）形状

①圆形：肿块呈圆形、球形或环形；②卵圆形：椭圆形或边缘呈2或3个分叶的肿块；③不规则形：不符

合圆形和卵圆形的肿块。

2）边缘

①清楚：至少75%轮廓与周围腺体分界清晰、锐利；②遮蔽：至少25%轮廓与周围腺体重叠；③小分叶：肿块边缘呈波浪状；④模糊：部分或全部肿块边缘与周围组织分界不清；⑤星芒状或毛刺：肿块向周围发出放射状线影。

3）密度

肿块密度是相对于同等体积腺体密度而言的。多数肿块呈高或等密度，少数肿块为低密度或含脂肪密度。

4）大小

肿块大小对乳腺良、恶性的鉴别并无意义，但在影像报告中需提示临床以利于对乳腺原发肿瘤（T）分期。

（2）钙化：对钙化的描述需从钙化类型和钙化分布两方面进行。其中，钙化类型又可以分为典型良性钙化和可疑钙化两大类。

1）典型良性钙化

典型良性钙化可不描述，但当这些钙化可能会引起临床医生误解时，需要描述。

①皮肤钙化：粗大、典型者呈中心透亮改变，切线

位时位于皮肤内。

②血管钙化：管状、轨道状钙化，与血管相连续。

③粗糙或爆米花样钙化：直径>2~3 mm，多出现在退变的纤维腺瘤内。

④大杆状钙化：呈不连续棒杆状，偶可呈分支状，少部分表现为中心透亮，直径通常≥0.5 mm。与扩张导管有关，常为双侧、沿导管分布，多见于分泌性病变，常见于60岁以上的妇女。

⑤圆形钙化：直径≥0.5 mm 称为圆形钙化，直径<0.5 mm 时称为点状钙化。孤立集群点状钙化没有前片比较时，建议随访；为新发、数量增多、线样或段样分布、临近乳腺癌时，需要活检。

⑥环形钙化：呈圆形或卵圆形，边缘光整，中心透亮。球形表面的钙质沉积所致，钙化厚度<1.0 mm，常见于脂肪坏死或囊肿，钙化厚度>1.0 mm，可见于油脂性囊肿或单纯性囊肿。

⑦营养不良性钙化：常见于放疗后、外伤后及手术后的乳腺，钙化形态不规则，呈中空状改变，直径通常>1 mm。

⑧钙乳钙化：为囊肿内钙质沉积所致，常呈集群分

布。钙乳最重要的特征是钙化形态随体位改变而变化：在CC位表现为圆形、模糊钙化，在90°侧位上表现为半月形、新月形、曲线形或线形。

⑨缝线钙化：由钙质沉积在缝线材料上所致，典型者为线形或管形，常同时显示绳结。

2）可疑形态钙化

①不定形钙化：小而模糊的钙化。双侧、弥漫分布多为良性表现，段样、线样及集群分布时需活检。不定形钙化恶性的阳性预测值（positive predictive value，PPV）约为20%；当呈线样或段样分布时，PPV大于50%。

②粗糙不均质钙化：明显、不规则钙化，大小介于0.5~1.0 mm之间，比营养不良性钙化小，多有融合趋势。可能为恶性表现，也可能出现在纤维腺瘤、外伤后及纤维化的乳腺内。双侧、多发集群的粗糙不均质钙化，有可能是良性的。单处集群分布粗糙不均质钙化恶性的PPV约为15%。

③细小多形性钙化：大小、形态不一，直径<0.5 mm，比不定形钙化密度高，且缺乏细线样形态。其恶性的PPV约为29%，段样分布时恶性的PPV约为60%。

④细线样或细线分支状钙化：表现为细小、线样、不规则钙化，直径<0.5 mm，常不连续，有时也可见分支状，其恶性的PPV约为70%。

3）钙化分布

①弥漫分布：钙化随意分散在整个乳腺中。双侧、散在分布的点样钙化和不定形钙化多为良性。

②区域分布：钙化分布于较大范围内（最大径>2 cm），累及一个象限大部分区域甚至超过1个象限，与导管走行不一致。这种钙化分布的性质需结合钙化类型综合考虑。

③集群分布：下限为至少有5枚钙化占据在1个较小的空间内（<1 cm），上限为大量钙化分布在≤2 cm空间内。良性、可疑钙化都可以有这样的表现。

④线样分布：钙化排列成线形，可见分支，提示钙化来源于1个导管，多为可疑钙化；当钙化形态为血管钙化或大杆状钙化时则为良性。

⑤段样分布：常提示病变来源于1个导管及其分支，也可能发生在1叶或1个段叶上的多灶性癌中。如果钙化的形态不是典型良性钙化（常见于大杆样钙化），则段样分布的钙化恶性的可能性增加。

（3）结构扭曲：结构扭曲是指正常腺体结构扭曲但无明确的肿块，包括从一点发出的放射状影和腺体边缘的局灶性收缩、扭曲和僵直。结构扭曲可单独出现，也可以是不对称或钙化的伴随征象。如果结构扭曲处没有手术和外伤史，则考虑可能是恶性病变或放射状瘢痕，应提示活检。

（4）不对称：不对称为单侧乳腺局部纤维腺体致密影，边缘凹陷，内部可见散在脂肪密度。

1）不对称

双侧同一体位比较时乳腺内出现的形态或密度的不对称。表现为仅在一个投照位置上可见的纤维腺体组织密度影，多数由正常组织结构重叠所致。

2）大团状不对称

为两个CC和MLO均显示异常，表现为较大范围的不对称，至少达1个象限，不伴有其他征象（肿块、结构扭曲或钙化），多为正常变异。但当与临床触及的异常相吻合时，则可能有意义；如果临床不可触及，建议常规随访。

3）局灶性不对称

乳腺局部密度比对侧乳腺相应部位更加致密，范围

小于一个象限。2个投照位置均可显示且表现相仿，边缘常呈内凹样，常伴有散在脂肪密度。筛查发现的孤立性局灶性不对称，后续诊断性乳腺X线摄影或超声没有发现其他伴随征象，建议短期随访。2~3年随访表现相仿的局灶性不对称，恶性可能性基本为0。

4）进展性不对称

指与前片相比，新发、增大或更致密的局灶性不对称。约15%的进展性不对称被证实是恶性的，其恶性的PPV约为13%。进展性不对称，除非有特征性的良性改变（超声提示囊肿），均需要提示活检。

（5）乳腺内淋巴结：乳腺内淋巴结典型表现为肾形，具有含脂肪的淋巴门结构，常小于1 cm。可见于乳腺任何部位，腋尾区最常见，常与静脉伴行。

（6）皮肤改变：皮肤病变投照在乳腺组织内，尤其是两个投照体位都有显示的时候，应该在报告中提及。摄片技术员投照时在相应皮肤病变处放一个不透X线的标志，对明确诊断有帮助。

（7）单根/孤立扩张导管：管状或分支样结构可能代表扩张或增粗的导管。不伴有临床症状的情况下一般为良性改变。但如果伴有其他可疑的临床症状（如乳头滴

血性液体），其恶性的 PPV 约为 10%（常见于不含钙化的导管原位癌）。

3.伴随征象

可作为肿块、不对称和钙化的伴随征象，也可单独存在。

（1）皮肤凹陷：皮肤异常受牵拉内陷。

（2）乳头凹陷：乳头异常受牵拉内陷。

（3）皮肤增厚：皮肤厚度>2 mm，可为局限性或弥漫性增厚。

（4）小梁增粗：乳腺纤维间隔增厚。

（5）腋窝淋巴结肿大：需在报告中提示，新发、增大、形态更圆的肿大淋巴结需特别注意，建议进一步评估。

（6）结构扭曲：作为其他征象的伴随征象。

（7）钙化：作为其他征象的伴随征象，可位于主要征象内部或周围。

4.病灶定位

（1）侧：左乳或者右乳。

（2）象限和钟面：象限（外上、外下、内上、内下）+钟面，或乳晕后区、中央区、腋尾区。

（3）深度：前带、中带、后带。

（4）距离乳头距离：测量病灶前缘与乳头的距离。

5.指南推荐

结合日常工作实际，应该对每个病灶评估并给予建议。

（1）进一步评估：需要召回（recall）以补充其他影像学检查，或与前片比较。推荐的其他影像学检查方法包括局部加压摄影、放大摄影、特殊投照体位、DBT、CEM、超声或者MR检查。

（2）常规随访：阴性，无异常发现或肯定的良性改变，恶性的可能性为0%。

（3）短期随访：这一类病变有很高的良性可能性，恶性可能性<2%。

（4）临床干预：用于绝大部分需要介入性诊断的影像学发现。

二、数字乳腺断层合成摄影（digital breast tomosynthesis，DBT）

（一）DBT检查

1.适应证

同常规乳腺X线检查，目前国外已将DBT纳入乳腺筛查的检查方法。

2. 相关检查术语

（1）DBT图像：数字乳腺断层合成摄影图像，或简称断层图像、Tomo图像。因为DBT重建图像不是真正意义上的三维图像，所以不宜使用3D来描述。

（2）2D图像：DBT合成2D图像（synthetic mammography，SM）；DM图像，或简称传统2D图像。

3. 检查模式

因为目前单纯的DBT图像尚不能用作诊断，需综合DBT和2D图像来完成诊断，所以需要注明本次诊断用的检查模式是"DM+DBT"还是"SM+DBT"图像。一般情况下推荐双乳同时行CC位和MLO位检查，以方便对应比较和判断。

4. 检查方法

投照前准备工作和常规投照体位：均同DM检查。摄片完成后，重建后的断层图像第一张从靠近探测器的位置开始，断层图像排列顺序为：CC位从下往上，MLO位从外下往内上。对于肿块病变，DBT图像清晰显示病灶位置和边缘特征时，可不需要补充投照体位（例如局部加压或放大摄影等）。对于单纯钙化病变，DBT和常规2D图像无法明确时，可疑钙化灶仍需行DM局部

点压放大摄影。

（二）DBT诊断要点

1. 乳腺纤维腺体构成

以2D图像（DM或SM）所见为准（具体判断要点参见DM相关章节）。

2. 主要征象

DBT上的征象描述同DM相关描述，但是由于DBT去除了遮蔽在病灶周围的正常腺体结构，所以DM和DBT所显示的征象有时会不甚一致，一般情况下非钙化的病灶以DBT所见为准。以下为DBT解读各个征象时的注意点。

（1）不对称：在DBT上确定是腺体组织重叠，不需要再召回和进一步检查；如果不确定是否为真性病变，则需进一步检查。

（2）肿块：DBT断层图像可消除正常纤维腺体与病灶之间重叠，肿块边缘遮蔽描述在DBT上不完全适用；DBT上边缘显示清晰的单发肿块不一定就都是良性的，需要进一步评估；但如果是两侧多发边缘清晰的肿块或者随访2年以上稳定的肿块，则可以基本确定是良性的。

（3）钙化：一般钙化病变在2D图像上显示更有优

势，另外需要注意SM图像上的类钙化伪影。SM图像上钙化可能会较DM图像显示增强，并可能存在误认为微钙化的伪影，这是由于DBT合成2D图像（SM）在重建中使用的反投影算法保留高衰减体素所致。DBT图像上钙化会较DM图像不那么清晰，因为当X线球管在弧形路径中移动时，体素会随垂直于管的移动略微移动，导致微钙化模糊。当有不确定钙化时，应使用DM点压放大图像以获得进一步的诊断成像，进而进行全面评估。

（4）结构扭曲：检出率更高，但单纯DBT上显示的结构扭曲良性者居多，并不具有特异性，需结合对比增强乳腺X线检查或乳腺磁共振检查帮助明确性质。

（5）导管扩张：与肿块相似，导管扩张在DBT上显示更为清晰，但清晰度的提高不应成为召回患者进行额外评估的指标。对比先前检查证明其稳定性，可排除进一步评估的必要；对于新出现的、单发导管扩张则需要进一步检查。

3.病变位置描述

DBT上发现可疑病变，病灶位置描述同DM（如哪一侧乳房、象限/钟面、前中后深度、距乳头距离），但需要写明病灶在DBT上的具体层面，如：左乳外上象限

1点钟位置后带距乳头5 cm处见不对称（CC位43/55，MLO位14/50）。

病灶在CC位与MLO位上图像层面对应的合理性：探测板对应的是DBT的0层。下方的病灶在CC位上多在比较下的层面，相反，上方的病灶在CC位上多在较上层面。外侧病灶在MLO较下层面，内侧病灶在MLO较上层面。另外，有些设备会在重建断层图像上方额外加上5层，对一些较小的乳房，病灶显示的层数相对会更靠近探测板，而对大乳房影响不大。乳腺前后厚薄不均匀，前方的病灶往往较真实位置更靠近探测板。

三、对比增强乳腺X线摄影（contrast-enhanced mammography，CEM）

（一）CEM检查

1.适应证

目前FDA批准的CEM应用指征包括如下。

（1）乳腺癌诊断。

（2）乳腺癌术前分期。

（3）保乳术后评估。

（4）新辅助治疗疗效评估。

（5）CEM引导下活检。

需特别注意，因为这个技术会使用碘对比剂，因此使用原则应与增强CT对比剂原则及标准一致。在CEM检查前，临床需根据患者实际情况评估发生对比剂不良反应的风险。

2. 检查方法

（1）检查设施及人员：除了需具备CEM检查设备和对应的后处理工作站外，尚需配备高压注射器、急救药物及设备、碘对比剂及注射用耗材等。机房人员配备上需要技师、护士和医生各一名，各司其职，并在摄片后及时阅片并决策是否需要补充其他投照体位和投照技术辅助诊断，以及处理患者在检查过程中出现的不良反应。

（2）投照前准备：应询问患者相关临床病史（同乳腺MRI检查技术规范），重点关注可疑患侧乳房发病情况、症状、体征、是否有乳腺手术及治疗史。并且，应当询问是否有碘对比剂使用禁忌证，并告知相关不良反应，患者需签署含碘对比剂使用知情同意书。其余同常规X线检查。

（3）常规投照体位：CEM常规投照体位同DM检查，包括双侧乳房CC位及MLO位。

目前没有指南规定CEM的摄片顺序的"金标准"，一般建议双侧乳房的同一投照体位交替进行，这样可以保证每侧乳房至少有一个投照体位的图像能显示最大的对比度。如果一侧乳房有需要重点关注的可疑病变（例如新诊断的乳腺癌），也可先进行该侧的CC位及MLO位投照。推荐顺序为：可疑患侧CC位、非可疑患侧CC位、可疑患侧MLO、非可疑患侧MLO位。

（4）检查流程：摄片前，测量患者体重，计算碘对比剂用量（1.5 mL/kg，最多不超过120 mL总量），并开放合适的静脉通路。安装高压注射器并排气后，先注射10 mL生理盐水预冲管，确保高压注射器与血管管路通畅和安全。再以3 mL/s的流率注入非离子型碘对比剂，最后追加团注10 mL生理盐水冲管。注射对比剂后，应适度按摩双侧乳房以促进对比剂均匀分布。

从开始注射对比剂计时，2分钟时开始曝光进行摄片。从首次曝光开始，要求5分钟内完成所有常规投照体位摄片，并由医师及时阅览图像质量及病变显示情况，如需重拍或加拍其他图像，则均需在8分钟内完成，以防止对比剂流出。

检查完成后，嘱患者适量多饮水以利于对比剂排

出，并在观察区休息30分钟，确认无不良反应后方可离开。技师应在每位患者检查完后及时清洁压迫板，防止因对比剂飞溅或压迫板不洁而在下一位患者检查时产生伪影。

每个投照体位曝光时，设备会连续进行高能量和低能量曝光，并将获得的高能（high energy，HE）图和低能（low energy，LE）图自动进行减影后得到对应的重建（recombined，RC）图，并将 LE 图和 RC 图上传至工作站用于诊断。

3. 对比剂不良反应

CEM碘对比剂不良反应主要包括对比剂过敏反应和对比剂后急性肾损伤（post contrast acute kidney injury，PC-AKI）。

碘对比剂引起轻度过敏反应的概率约为1%，以皮肤症状为主，如瘙痒、荨麻疹，也可出现恶心、呕吐、头痛和面色潮红、血管炎等。多为自限性，通过安抚患者情绪、适量饮水及休息多可缓解。严重过敏反应的概率为0.02%~0.04%，可发生呼吸心搏骤停、血管性水肿及意识丧失等，需严密观察、快速识别，并及时予以急救处理。一项针对 CEM 的 Meta 分析表明，碘对比剂过

敏反应的总发生率为0.82%，其中87%为轻微反应，但仍有个案出现严重过敏反应。

PC-AKI定义为使用碘对比剂后48~72小时内出现血清肌酐值较基线水平升高≥0.3 mg/dL（26.5 μmol/L）或超出基线水平1.5倍以上。我国AKI的总发生率约为11.6%，其中PC-AKI占所有病例的11%。推荐对有肾脏病史（包括透析、肾移植、肾癌或肾脏手术）或其他危险因素（包括年龄大于60岁，有心衰、高血压、糖尿病、使用二甲双胍史，高尿酸血症史）的患者进行血清肌酐测定以评估肾功能，当估算的肾小球滤过率（estimated glomerular filtration rate，eGFR）>45 mL/（min · 1.73 m²）和eGFR在30~45 mL/（min · 1.73 m²）且无危险因素时，可直接进行检查；当eFGR在30~45 mL/（min · 1.73 m²）且合并危险因素时，需要考虑临床获益的情况下判断是否进行检查；当eFGR<30 mL/（min · 1.73 m²）时，推荐使用其他检查方法。文献表明，对没有肾脏病史或其他高危因素的门诊患者，使用对比剂对急性肾脏损伤的风险可以忽略不计。

综上，准确把握合适的碘对比剂受试者、规范使用碘对比剂、配备经过专业培训的相关急救人员均有助于

预防或减少严重不良反应的发生概率。

（二）CEM诊断要点

CEM用于诊断的图像包括LE图和RC图，因此CEM中的异常发现共有三种表现形式：①仅在LE图可见；②仅在RC图可见；③LE图中的异常发现在RC图有相关强化。解读CEM图像时，应该在报告中明确指出病变在LE图和RC图的表现形式，以及两幅图中的异常发现是否具有相关性。如果在LE和RC图像上有不关联的异常发现，也应该明确说明。

多项研究已表明，在诊断时可将LE图视作DM图，因此LE图征象术语与DM相同。由于RC图和乳腺MRI一样可以反映病变的血供特点，因此RC图的征象术语与MRI相似，但进行了适当调整。

1.乳腺基本情况

不论CEM有无异常发现，所有患者均应描述乳腺基本情况。

（1）乳腺纤维腺体构成：在LE图评估。分为a、b、c、d四型（同DM描述）。

（2）背景实质强化（background parenchymal enhancement，BPE）：在RC图评估。反映乳腺纤维腺体组

织的正常强化，是一种生理状态。典型的BPE在双乳多呈对称分布，随注入对比剂时间的推移，BPE的程度和范围会逐渐增强、增大。综合考虑BPE的强化范围和强化水平后，BPE的描述包括程度（轻微、轻度、中度、重度）和对称性（对称、不对称）两部分。评估BPE范围的参照应为整个纤维腺体组织，而非整个乳房的面积。应重视BPE对CEM检出敏感性的影响。

对称的BPE是指在两个乳房之间，BPE的强化水平和分布范围相似，反之则为不对称的BPE。不对称的BPE可因已知的医源性因素导致（如放疗），也可以代表异常的病理过程（如弥漫性炎症或恶性肿瘤），应在报告中予以评估。

2. CEM主要征象

（1）仅在LE图可见的异常发现：基本征象同DM相关描述。

（2）仅在RC图可见的异常发现：包括肿块强化、非肿块强化、强化不对称三种表现形式和病变的强化程度。

1）肿块强化（mass enhancement）

在RC图中，在两个投照体位均能见到的具有外凸

轮廓的三维占位性强化病变。肿块强化的描述包括强化形状（圆形、卵圆形、不规则）、强化边缘（光整、不光整）、内部强化特点（均匀强化、不均匀强化、环形强化、低密度分隔）三个方面。CEM中，强化形态对良恶性鉴别的提示作用较小，不规则强化是偏恶性的征象，但许多恶性病变也可表现为圆形或卵圆形强化。强化边缘不光整和不均匀强化是偏恶性的征象。环形强化可有多种表现形式，如环形规则/不规则、薄环/厚环状强化、环形强化伴/不伴附壁结节。一般来说，不规则的厚环状强化是偏恶性的征象。但是，仅凭任何单一征象都不能得出良、恶性的结论，每种征象都需结合其他征象或其他图像进行综合判读。

2）非肿块强化（non-mass enhancement，NME）

不属于肿块强化，也不属于强化不对称的强化灶称为非肿块强化，一般占位效应不明显。非肿块强化的描述包括强化分布（局灶强化、线样强化、段样强化、区域强化、多区域强化或弥漫强化）、内部强化特点（均匀强化、不均匀强化、成簇强化）两个方面。然而，由于CEM的分辨率较MRI低，NME的内部强化特点可能无法像MRI一样明确分类，可以分类时应在报告中指

出。双侧对称、弥漫分布的非肿块强化是偏良性的征象。沿着导管走行的线样强化，并且出现分支，则为偏恶性的征象，段样强化也是偏恶性的征象。内部强化特点中的成簇强化为偏恶性的征象。

3）强化不对称（enhancing asymmetry）

仅在一个投照体位的 RC 图中可见的强化灶（即使具有肿块的形状），或 LE 图的不对称病变出现相应强化时，均称作强化不对称。使用内部强化特点（均匀强化、不均匀强化）描述强化不对称。不均匀强化是偏恶性的征象。

4）病变强化程度（lesion enhancing degree）

以上三类强化病变均应描述此征象，是对病变强化程度的主观定性描述，分为负强化、无强化、轻度强化、中度强化、明显强化。总体来说，恶性病变呈明显强化的比例较良性病变更高，但也有良性病变可呈中度或明显强化，特别是在一些体积较大的良性肿瘤中。

（3）LE 图的异常发现在 RC 图有相关强化：当 LE 图发现的主要征象（包括肿块、不对称、结构扭曲、微钙化）在 RC 图有相关强化时，应首先使用常规乳腺 X 线摄影术语描述 LE 图的形态学发现，然后再描述 RC 图对

应的强化特点。除了RC图的常规征象外，还应描述病变强化范围，包括如下内容。

①LE图病变在RC图中部分强化；

②LE图病变在RC图中完全强化；

③RC图病变的强化范围超过LE图；

④LE图病变在RC图中不强化，但周围组织强化：多见于炎症或脂肪坏死中。

3. 伴随征象

多数伴随征象在LE图发现，但有些征象需要结合RC图才能做出诊断。伴随征象可和其他异常征象一同出现，也可单独出现。发现伴随征象的意义在于当与其他异常征象同时出现时，可提高乳腺癌的诊断权重。

（1）乳头回缩：乳头向内牵拉，需要与乳头内陷区别。新发、单侧的乳头回缩提示恶性的可能性增加。

（2）乳头侵犯：病变延伸至乳头且可见乳头强化。

（3）皮肤回缩：皮肤异常向内牵拉。

（4）皮肤增厚：即厚度超过2~3 mm。不伴有强化的皮肤增厚可能是治疗后改变（例如手术、放疗等）；双侧弥漫性的皮肤增厚，可能是系统性病变的局部改变，但也有可能是继发于恶性肿瘤导致的淋巴管堵塞。

（5）皮肤侵犯：可由肿瘤直接侵犯或炎性乳腺癌导致，皮肤可见强化。

（6）乳腺小梁增粗：为乳腺纤维分隔增厚所致。

（7）腋窝淋巴结肿大：进行性增大的、脂肪门消失的腋窝淋巴结需要注意，特别需要关注比前片更大或形态更圆的淋巴结。

乳腺X线引导下的
病灶活检

一、概述

影像学（包括乳腺X线、超声和MRI）引导下的乳腺病灶病理学活检（简称活检）方法主要有三种：导丝定位活检（hook-wire guided biopsy），空芯针穿刺活检（core needle biopsy，CNB）及真空辅助活检（vacuum-assisted biopsy，VAB）。

（一）导丝定位活检（hook-wire guided biopsy）

在影像引导下，将导丝定位于乳腺病灶中，引导开放手术切除活检。此方法便捷快速，准确性最高，且费用较低。但由于手术创面大，存在术后瘢痕，存在造成恶性肿瘤失去新辅助治疗的可能性，或者造成对乳腺良性病变的过度治疗，在欧美发达国家已逐步被CNB及VAB代替。

（二）空芯针穿刺活检（core needle biopsy，CNB）

在影像引导下，使用空芯针弹射式活检枪（推荐规格14 G）对乳腺病灶进行穿刺取材。此方法便捷快速，准确性高，费用较低，且损伤较小，术后无瘢痕。CNB的主要缺点是一次获得的组织样本量少，需多次穿刺取得足够的样本，存在恶性肿瘤随穿刺针道种植转移的风

险。目前CNB多用于超声可见乳腺病灶的活检，获取病灶的病理诊断及免疫组化等信息，指导临床制订后续治疗计划。

（三）真空辅助活检（vacuum-assisted biopsy，VAB）

在影像引导下，使用真空辅助旋切针（推荐规格8~11 G）对乳腺病灶进行穿刺取材。VAB装置要求针槽呈真空状态才可以做到负压吸引，将周围病灶吸入刀槽从而完成病灶切除，这就要求针槽只有完全穿过皮肤层进入乳腺组织内部，才能实现负压环境，而且旋切针与X线平板探测器需保留一定的安全距离。因此，VAB不适宜对乳房压迫厚度小于20 mm、过于表浅病灶或者过深病灶的活检。VAB单次穿刺即可迅速采集到更多组织样本，准确率高，创伤小，美容效果好，患者可以耐受局麻下进行门诊手术操作，在临床上应用日趋广泛，为乳腺X线摄影及MRI引导下微创活检的首选方法。但由于VAB价格昂贵，目前在国内尚未普及。

二、乳腺X线引导下的乳腺病灶活检方法

乳腺X线引导的病灶活检，可采用DM或DBT引导病灶二维定位、立体定位或者三维立体定位。对有条件

的单位应积极提倡在手术前进行VAB；如不具备条件且病灶未被扪及的情况下，可考虑导丝定位手术活检。在进行活检前，医生核对和确认影像学资料，确定活检方式，设计进针路径。对有条件的单位提倡乳腺取样区域放置标记夹，以标记活检部位，便于后续治疗和随访。

（一）DM

DM引导下的乳腺病灶活检多用于微钙化病变，一般不用于结构扭曲及肿块性病变的活检。DM引导下对乳腺微钙化灶的定位方法有两种，分别是二维定位及三维立体定位。二维定位仅能实施导丝定位活检，无法实施VAB。一般采取坐立位进行定位，医生通过拍摄患侧CC位片或90°侧位片，利用带刻度的压迫板压迫乳腺，确定病灶的X和Y轴位置，然后变换体位调整病灶深度（Z轴）后，置入定位针释放钩丝，完成定位后尽快进行手术切除活检。目前，DM引导下的二维定位正逐步被立体定位及三维立体定位活检所取代。

DM引导下的立体定位（stereotactic）是在二维定位上发展起来的定位技术，不仅可实施导丝定位活检，还可以实施真空辅助活检。该方法可采取坐立位或俯卧位进行定位，通过拍摄患者在0°、+15°和−15°图像，医生

手动标记靶病灶在+15°和−15°图像上位置，计算机则自动计算出病灶的空间位置（X、Y、Z三维坐标），发送至控制面板，通过操作控制面板，系统自动将活检装置精确引导至病灶位置，医生执行病灶导丝定位或者真空辅助活检。此定位方法虽然称为立体定位，但拍摄的并非3D图像，只是三个角度的2D图像，医生在三张2D图像上对同一病灶进行标记确认后，计算机软件根据视差原理，自动计算坐标并反馈用于引导医生进行介入操作，无须变换体位即可确定病灶深度。目前，DM引导下立体定位活检在国内应用较为广泛。

（二）DBT

DBT引导下乳腺病灶活检不仅用于微钙化的活检，还可用于仅DBT可见的结构扭曲及小肿块活检。DBT利用断层合成技术，获得类3D图像。因此，DBT引导下病灶定位为三维立体定位，该方法可采取坐立位或俯卧位进行定位，可实施导丝定位活检或VAB。医生只需在病灶显示最清楚的一张断层图像上对病灶进行标记，计算机自动计算出乳腺中病灶的空间位置（X、Y、Z三维坐标），然后进行介入操作。部分微钙化在DBT上显示不如DM清楚，无法进行DBT引导活检，只能通过DM

引导下对病灶进行活检。随着DBT的临床应用越来越广泛，目前国内少数单位已开展DBT引导下三维立体定位，使得仅DBT可见病灶的乳腺X线引导定位活检成为可能。

三、乳腺X线引导下病灶活检的适应证与禁忌证

（一）适应证

（1）乳腺未扪及肿块，而乳腺X线摄影发现可疑微小钙化病灶。

（2）乳腺未扪及肿块，而乳腺X线摄影发现可疑征象病灶（如肿块、结构扭曲等），并且超声下无法准确定位。

（3）部分3类病灶，如果其他影像学检查提示相应部位有可疑病灶，也可考虑活检。

（二）禁忌证

禁忌证为有重度全身性疾病及严重出血性疾病。

四、乳腺X线引导下的导丝定位活检

（一）术前准备

（1）签署知情同意书。

（2）核对和确认影像学资料，设计进针路径。

（3）检查影像定位设备，确保精度和准度。

（4）术前进行血常规检查和凝血功能实验室检查。

（二）术中注意事项

（1）DM引导下的二维导丝定位，选择进针体位的一般原则如下。

①若钙化位置较浅，在乳腺前1/3的钙化灶，一般选择CC位置进针，90°侧位确定导丝深度。

②若钙化位置较深，在乳腺后2/3的钙化灶，尤其是在乳中后1/3的钙化灶，推荐90°侧位进针，注意要根据CC位的钙化位置，确定内侧或者外侧进针。进针深度约为腺体压迫厚度的2/3，进针后确定进针点在钙化灶位置后，再拍摄CC位调整导丝深度。

（2）DM或DBT引导下进行立体定位时，由于注射麻醉药之后，腺体厚度稍厚，考虑到定位针回弹因素，建议医生可根据具体情况多进针5~15 mm，需注意进针后安全距离不能小于3 mm。

（3）手术操作在影像引导下放置定位钢丝至病灶中央部位；如有必要，可考虑在病灶周围放置多根钢丝，以利于精确定位。

（4）摄片或录像记录影像定位下病灶和穿刺针的位置，留档。

（5）定位导丝插入点尽量位于外科医师标记的手术切口范围内。

（6）术中切除以定位钢丝顶端为中心至少半径2 cm范围内的乳腺组织（2 cm并非绝对，具体切除活检范围应该根据病灶大小、临床医师判断的恶性风险决定）。标本离体时，亦可考虑使用金属标记物标记标本切缘的4个方向再进行摄片，以利于在X线片上评估钙化灶在标本上的确切位置并确定补充切除的方向。

（7）微小钙化灶的活检标本应当立即摄片，待手术者确认取到病灶后，并将标本影像片和标本一起送病理学检查。对于所有临床不可触及的微小病灶，避免术中快速冷冻切片病理学检查，应采取常规石蜡切片；对于可完整切除的病灶，对标记切缘也要进行病理学检查。

五、乳腺X线引导下的真空辅助活检

（一）术前准备

（1）签署知情同意书。

（2）核对和确认影像资料，设计进针路径。

（3）检查影像引导设备和微创活检设备（真空辅助乳腺定向活检系统等），确保精度和准度。

（4）术前血液检验指标：进行血常规检查和凝血功

能实验室检查。

（二）术中注意事项

（1）DM 或 DBT 引导下立体定位标定靶点后，需在定位点用2%利多卡因注射液进行局部麻醉。但注射麻醉液之后，乳腺厚度增加，使得原来计算的Z轴深度偏小，因此，这时可以选择重新摄片选定靶点，重新计算病灶Z轴深度后，再激发旋切针。

（2）选择切口，采用就近原则，同时还需考量活检后的美观性。

（3）摄片或录像记录影像定位下病灶和穿刺针的位置，留档。

（4）取材足量，保证病理学诊断。有条件的中心，应该在活检部位放置金属标记。

（5）活检结束后压迫手术部位5~15分钟。

（三）术后乳房和标本的处理

（1）术后应加压包扎至少24小时。若出现瘀血斑或血肿，则可延长包扎1~2天，一般2~4周后瘀血斑或血肿可消退。

（2）微小钙化灶的活检标本应当立即行乳腺X线摄片以确认是否取到病灶。

（3）将含有钙化的标本条与不含钙化的标本条分装于不同的容器内，用4%甲醛溶液固定，送检。如一侧乳房有多个肿物活检，应标记手术切除顺序，标本分别标号并分装在不同的容器内，用4%的甲醛溶液固定，送检。

六、解读结果

对病变乳腺X线摄影和活检结果进行评估，以确保两者一致，任何结论不一致的病例都需要病理科、影像科、肿瘤科和外科医生共同讨论，以达成共识。处理方案应个体化，需考虑患者的总体风险以及临床表现（临床检查结果、患者因素）、乳腺X线表现、活检方式的准确度等因素，对于不确定的病变可能需要取更多样本。

（1）活检结果为恶性与乳腺X线摄影结果一致，按照乳腺癌诊疗指南进一步评估治疗。

（2）活检结果为良性与乳腺X线摄影结果一致，推荐在活检后大约12个月时复查乳腺X线摄影。

（3）活检结果为高危病变如小叶原位癌、不典型增生等，需要结合影像学和临床情况评估，推荐乳腺X线摄影引导下再次导丝定位手术开放活检。

中国肿瘤整合诊治技术指南（CACA）

参考文献

1. 郭启勇.实用放射学.北京：人民卫生出版社，2020.

2. 邓朝晖，刘亚军，方铁，等.医用数字化X射线设备原理构造和维修.北京：中国医药科技出版社，2010.

3. 王克枢，肖杰.数字化X线摄影技术原理及应用分析.医疗装备，2015，28（1）：23-24.

4. 沈茜刚，顾雅佳，郑晓静，等.乳腺X线摄影辐射剂量、乳腺密度及体成分三者间的相关性研究.中国癌症杂志，2018，28（10）：755-761.

5. 张云燕，顾雅佳，彭卫军，等.数字乳腺断层合成X线成像结合合成二维图像对乳腺疾病的诊断价值.中华放射学杂志，2016，50（11）：833-837.

6. 尤超，顾雅佳，彭卫军，等.采用数字乳腺断层结合合成二维图像对乳腺病变的鉴别诊断价值.中华放射学杂志，2017，51（11）：828-833.

7. 姜婷婷，汤伟，尤超，等.双模式数字乳腺体层合成成像对乳腺疾病的诊断价值.中国癌症杂志，2021，31（10）：912-919.

8. 王思敏，顾雅佳.对比增强乳腺X线摄影的应用、挑战与前景.中华放射学杂志，2021，55（12）：1241-

124

1245.

9. 姜婷婷，张盛箭，李瑞敏，等. 对比增强能谱X线摄影对乳腺疾病的诊断价值. 中华放射学杂志，2017，51（4）：273-278.

10. Joe B N，Sickles E A. The evolution of breast imaging：past to present. Radiology，2014，273（2 Suppl）：S23-S44.

11. Lee A Y，Ray K M. Surrogate Clinical End Points for Breast Cancer Screening Using Digital Breast Tomosynthesis. Radiology，2022，303（2）：267-268.

12. Heindel W，Weigel S，Gerß J，et al. Digital breast tomosynthesis plus synthesised mammography versus digital screening mammography for the detection of invasive breast cancer（TOSYMA）：a multicentre，open-label，randomised，controlled，superiority trial. Lancet Oncol，2022，23（5）：601-611.

13. Ghaderi K F，Phillips J，Perry H，et al. Contrastenhanced mammography：current applications and future directions . Radiographics，2019，39（7）：19071920.

14. Tang S，Xiang C，Yang Q. The diagnostic performance

of CESM and CEMRI in evaluating the pathological response to neoadjuvant therapy in breast cancer：a systematic review and metaanalysis. Br J Radiol，2020，93（1112）：20200301.

15. 燕树林.临床技术操作规范·影像技术分册.北京：人民军医出版社，2004.

16. 尹玉梁.胸部体层摄影层面的选择技术.放射学实践，2003，18（2）：136.

17. 于春水，郑传胜，王振常.医学影像诊断学.北京：人民卫生出版社，2022.

18. 马力，刘运江，刘荫华.中国乳腺癌中心静脉血管通路临床实践指南（2022 版）.中国实用外科杂志，2022，42（2）：151-158.

19. Bishop L，Dougherty L，Bodenham A，et al. Guidelines on the insertion and management of central venous access devices in adults. Int J Lab Hematol，2007，29（4）：261-278.

20. Glauser F，Breault S，Rigamonti F，et al. Tip malposition of peripherally inserted central catheters：a prospective randomized controlled trial to compare bedside inser-

tion to fluoroscopic guided placement. Eur Radiol，2017，27（7）：2843-2849.

21. 余建明，曾勇明. 医学影像检查技术学. 北京：人民卫生出版社，2016.

22. Jang J S，Yang H J，Koo H J，et al. Image quality assessment with dose reduction using high kVp and additional filtration for abdominal digital radiography. Phys Med，2018，50：46-51.

23. Kawashima H，Ichikawa K，Nagasou D，et al. X-ray dose reduction using additional copper filtration for abdominal digital radiography：Evaluation using signal difference-to-noise ratio. Phys Med，2017，34：65-71.

24. 陈飞，王悠清. 1990—2019年中国食管癌疾病负担及其变化趋势分析. 中国肿瘤，2021，30（6）：401-407.

25. 王道才，李春卫，刘凯，等. 早期结肠癌低张气钡双对比造影检查与纤维结肠镜对比分析. 医学影像学杂志，2011，21（12）：1831-1833.

26. 北京医学会放射技术分会，中华医学会影像技术分会. 数字X线摄影成像技术和影像质量综合评价专家

共识.中华放射学杂志，2022，56（7）：734-744.

27. 刘广月.数字 X 线摄影检查技术专家共识.中华放射学杂志，2016，50（7）：483-494.

28. 余建明.实用医学影像技术学.北京：人民卫生出版社，2015.

29. Völk M，Strotzer M，Gmeinwieser J，et al. Flat-panel X-ray detector using amorphous silicon technology. Reduced radiation dose for the detection of foreign bodies. Invest Radiol，1997，32（7）：373-377.

30. Rybak L D，Rosenthal D I. Radiological imaging for the diagnosis of bone metastases. Q J Nucl Med，2001，45（1）：53-64.

31. Miller T T. Bone tumors and tumorlike conditions：analysis with conventional radiography. Radiology，2008，246（3）：662-674.

32. D'Orsi C J，Bassett L W，Appleton C M et al. ACR BI-RADS® Mammography 2013. Reston V A：American College of Radiology，2013.

33. Liberman L，Menell J H. Breast imaging reporting and data system（BI-RADS）. Radiol Clin North Am，

2002，40（3）：409-430.

34. Destounis S V，Friedewald S M，Newell M S，et al. Digital breast tomosynthesis（DBT）（A supplement to ACR BI-RADS? Mammography 2013）．Reston V A：American College of Radiology，2019.

35. Phillips J，Sung J S，Lewin J M，et al. Contrast enhanced mammography（CEM）（A supplement to ACR BI-RADS® Mammography 2013）．Reston V A：American College of Radiology，2022.

36. 中国抗癌协会乳腺癌专业委员会.中国抗癌协会乳腺癌诊治指南与规范（2021年版）.中国癌症杂志，2021，31（10）：954-1040.

37. Joe B N，Esserman L J. 乳腺活检. Up to date，2021.

38. 王红彬，邓建红，柳杰，等.乳腺X线三维立体定位真空辅助活检技术要点探析.肿瘤影像学，2020，29（3）：209-213.

39. 周瑞，吴高松，侯晋轩，等.乳腺X线三维立体定位真空辅助乳腺活检在乳腺X线可疑钙化诊断中的价值.中国微创外科杂志，2022，22（9）：700-704.

40. Horvat J V，Keating D M，Rodrigues-Duarte H，et al.

Calcifications at Digital Breast Tomosynthesis： Imaging Features and Biopsy Techniques. Radiographics，2019，39（2）：307-318.

41. Choudhery S，Anderson T，Valencia E. Digital breast tomosynthesis（DBT）-guided biopsy of calcifications：pearls and pitfalls. Clin Imaging，2021，72：83-90.